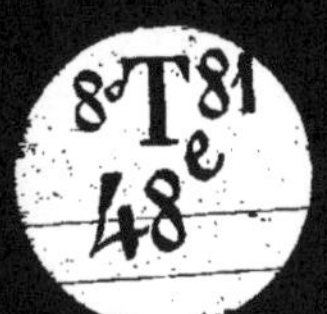

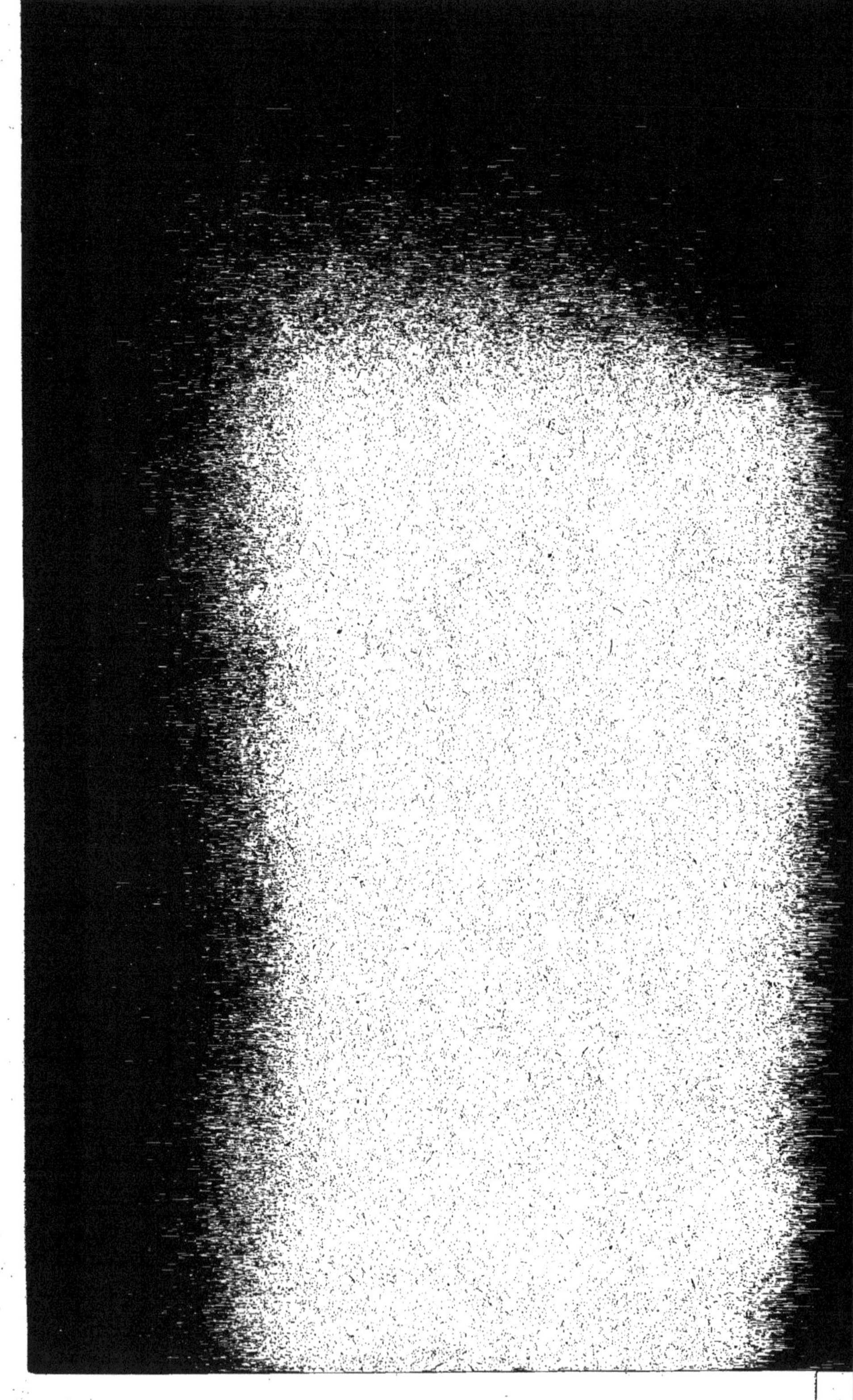

DOCTEUR A. CAPRON

Ancien Externe des Hôpitaux

CONTRIBUTION A L'ÉTUDE

DE LA

SÉROTHÉRAPIE ANTI-ANÉMIQUE

RECHERCHES CLINIQUES

sur l'action du sérum de lapin préalablement saigné et des sérums thérapeuthiques

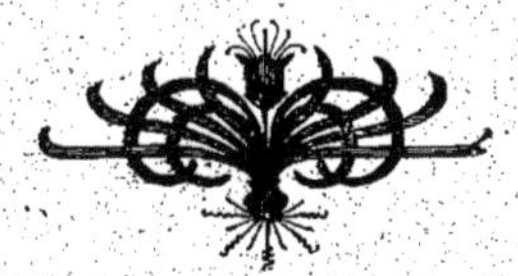

LILLE

E. DUFRÉNOY, ÉDITEUR

8, rue Jean-Bart, 8

1908

A MON PÈRE, A MA MÈRE

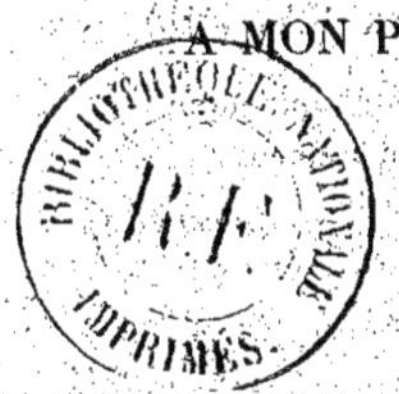

*Hommage de piété filiale et
d'éternelle reconnaissance.*

———

A MA SŒUR, A MON BEAU-FRÈRE

———

A TOUS CEUX QUI ME SONT CHERS

———

A la Mémoire de Monsieur le Professeur FOLET

Externat 1906.

A Monsieur le Docteur BAUDRY

Professeur de Clinique ophtalmologique
Chevalier de la Légion d'honneur

Externat 1906.

A Monsieur le Docteur CHARMEIL

Professeur de Clinique Dermatologique

Externat 1906.

A Monsieur le Docteur DELÉARDE

Professeur-Agrégé à la Faculté de Médecine
Chargé du cours de Clinique médicale infantile

Externat 1907.

A Monsieur le Docteur GAUDIER

Professeur de Clinique chirurgicale infantile
Chargé du service d'oto-rhino-laryngologie

Externat 1907.

A TOUS MES MAITRES DE LA FACULTÉ
ET DES HOPITAUX

AVANT-PROPOS

Avant d'entrer dans l'exposé de ce travail, nous saisissons avec plaisir l'occasion qui nous est offerte d'exprimer notre profonde reconnaissance à nos Maîtres de la Faculté. Tous nous ont témoigné, pendant nos années d'études, une bienveillance et un intérêt que nous ne saurons oublier.

Auprès de M. le Professeur-Agrégé DELÉARDE, dont nous avons eu le bonheur d'être l'externe pendant un semestre, nous avons appris l'art si difficile d'examiner et de soigner les enfants. Ce Maître bienveillant nous a toujours témoigné beaucoup de sympathie. En nous prodiguant ses sages conseils et son enseignement, en nous donnant l'exemple de son grand dévouement pour ceux qui souffrent, il a largement contribué à notre formation médicale. Enfin nous lui devons l'idée de ce travail. Nous sommes heureux de lui adresser nos remerciements les plus sincères et nous le prions de vouloir bien agréer l'expression de notre respectueuse gratitude.

M. le Professeur CALMETTE, qui nous fait aujourd'hui le grand honneur de présider notre thèse, a mis à notre disposition tout ce qui pouvait nous être utile pour la préparation des sérums que nous avons expérimentés. Il nous a ainsi beaucoup facilité notre tâche. Qu'il reçoive ici le témoignage de notre plus sincère reconnaissance.

M. le Professeur-Doyen COMBEMALE, au début de nos études, nous a initié à la pratique médicale ; c'est dans son service que nous avons pu, pour la première fois, apprécier les difficultés et l'attrait de la carrière dans laquelle nous débutions. En nous permettant de poursuivre nos recherches dans son service, il nous a donné une nouvelle preuve de sa bienveillance. Nous exprimons à ce Maître notre profonde gratitude et nos remerciements.

M. le Professeur-Agrégé LAMBRET, alors qu'il suppléait M. le Professeur FOLET, a été notre premier Maître en Chirurgie. Bien que nous n'étions à cette époque qu'externe bénévole et au début de nos études, son enseignement nous a beaucoup profité. Nous nous souviendrons toujours volontiers des matinées passées à l'Hôpital, dans son service. Ce Maître affable nous a autorisé à étendre nos recherches dans son service de l'Hôpital Saint-Sauveur ; nous l'en remercions bien vivement.

Nous avons eu le bonheur d'être l'externe de M. le Professeur FOLET, aujourd'hui décédé. Nous avons pu apprécier la valeur de ce chirurgien éminent, profiter de sa longue expérience. Avec lui est disparu l'un des plus vénérés représentant de la Faculté de Lille. Qu'il nous soit permis de rendre ce respectueux hommage à la mémoire d'un tel Maître.

M. le Professeur BAUDRY nous a toujours témoigné beaucoup de sympathie. Ses leçons essentiellement pratiques, sa grande expérience, nous ont permis d'acquérir, pendant le semestre passé dans son service, nos connaissances en Ophtalmologie. Nous lui adressons l'expression de notre plus sincère reconnaissance.

Sous la direction de M. le Professeur CHARMEIL, nous avons appris à nous familiariser avec les difficultés de la Dermatologie et de la Syphiligraphie ; c'est toujours avec un grand intérêt que nous avons suivi les consultations et les cliniques de ce Maître à l'exposé si clair, à la forme si agréable. Nous n'oublierons pas la bienveillance qu'il nous a témoignée alors que nous étions son externe, et nous l'en remercions bien vivement.

Nous avons terminé notre externat dans le service d'Oto-Rhino-Laryngologie, dirigé par M. le Professeur GAUDIER. Nous avons pu ainsi connaître l'affabilité de ce Maître et profiter de son enseignement si utile.

M. le Professeur-agrégé BRETON ne nous a jamais ménagé ses conseils et ses connaissances étendues. En s'intéressant à nos recherches, il nous a donné une nouvelle marque de sympathie : qu'il soit assuré de notre entière reconnaissance.

Enfin nos remerciements iront à M. GUÉRIN, de l'Institut Pasteur de Lille, qui nous a aimablement préparé le sérum desséché que nous avons expérimenté ; merci également à notre ami M. le docteur Jean MINET, Chef de clinique médicale, qui nous a donné, pour notre thèse, une observation inédite.

Avant de quitter la Faculté nous ne manquerons pas d'envoyer un souvenir ému à tous nos camarades d'études, avec lesquels nous avons toujours eu des rapports cordiaux, souhaitant que les circonstances nous rapprochent souvent et nous permettent ainsi de parler du passé.

Certes, ce passé nous est cher, tant par les joies que par les peines dont il est marqué, et nous voulons en garder le souvenir.

En terminant cet Avant-Propos, nous éprouvons une certaine émotion, car nous venons de revivre une importante partie de notre existence, ... peut-être la plus heureuse ......

INTRODUCTION

La Sérothérapie a pris, depuis la fin du siècle
dernier, un développement considérable. Elle est
aujourd'hui universellement employée dans le traitement de certaines maladies, où l'intoxication tient la
première place, comme le tétanos et la diphtérie. Ses
résultats remarquables, la simplicité de son application ont attiré l'attention des médecins et les ont
encouragés à étendre cette méthode thérapeutique à
d'autres affections, l'anémie en particulier.

Dans cette thèse, nous avons précisément étudié,
au point de vue exclusivement clinique, l'action de
sérums d'animaux, préparés dans certaines conditions, sur quelques variétés d'anémie.

Dirigé dans nos recherches par M. le professeur-
agrégé DELÉARDE, et nous basant sur plusieurs
communications faites à l'Académie des Sciences
et à la Société de Biologie par P. CARNOT et Melle CL.
DEFLANDRE, communications que l'on trouvera résu-
mées en grande partie dans ce travail, nous avons
étudié, dans une première série d'observations,
l'action du sérum de lapin préalablement saigné
sur l'évolution clinique de l'anémie. Puis, dans
une seconde série de recherches, partant de la
propriété bien connue que possèdent les sérums

thérapeutiques de déterminer de l'hyperglobulie
et de l'hyperleucocytose quand on les injecte
à l'homme, nous avons eu l'idée de les appliquer au traitement de l'anémie, dans le seul but
de vérifier si les résultats obtenus n'étaient pas
analogues, cliniquement, à ceux donnés par le
sérum de CARNOT.

Nos recherches personnelles ont été faites uniquement à un point de vue thérapeutique et clinique : aussi avons-nous laissé de côté tout ce qui
n'a, pour le clinicien, qu'une importance secondaire. Nous n'avons pas étudié le mécanisme de
l'hyperglobulie provoquée par le sérum de lapin,
ni les variations produites par ce sérum dans le
nombre des hématoblastes, des leucocytes et des
différentes variétés de ces éléments : des recherches dans ce sens étaient intéressantes, mais nous
faisaient sortir des limites que le temps et notre
faible expérience nous imposaient.

D'ailleurs, toute cette partie expérimentale de la
question a été étudié par CARNOT et Mᴵᴵᵉ DEFLANDRE,
et nous ne pouvons mieux faire que de donner,
avant nos observations, un résumé, aussi clair que
possible, des travaux de ces auteurs. Il sera ainsi
facile de se faire une idée de l'état actuel de la
question.

Nous commencerons par faire un rapide histo-
rique de la Sérothérapie antianémique, en insis-
tant sur les résultats obtenus avec les principaux
sérums essayés jusqu'à ce jour.

Ensuite, nous résumerons les différentes notes publiées par Carnot et Mlle Deflandre et qui se rapportent directement aux recherches que nous avons entreprises.

Dans un troisième chapitre, nous expo-erons la technique employée pour nos examens de sang et la préparation du sérum actif.

Dans le quatrième chapitre, nous donnerons les observations des malades traités par les injections de sérum de lapin préalablement saigné. On y trouvera les observations publiées jusqu'à ce jour et celles qui nous sont personnelles. Ayant appliqué ce mode de traitement de différentes façons, nous subdiviserons ce chapitre, pour plus de clarté, en autant de paragraphes qu'il sera nécessaire.

Au chapitre V, nous discuterons les résultats obtenus.

Dans le chapitre VI, viendront les observations des malades auxquels nous avons injecté des sérums thérapeutiques.

Dans le chapitre VII, nous discuterons les résultats obtenus avec les sérums thérapeutiques et nous verrons quelles analogies ils présentent avec ceux donnés par le sérum de Carnot.

De toutes ces données découleront des considérations générales, et les conclusions que nous croirons pouvoir émettre sur la valeur de cette thérapeutique.

Ce sera la composition du huitième chapitre.

CHAPITRE I

Historique

L'emploi de la Sérothérapie dans l'anémie remonte
à peu d'années. Dans ce but on a proposé diverses
variétés de sérum.

Les auteurs qui s'occupèrent de cette question, employèrent surtout les injections de sérum
hémolytique. Les expériences de Cantacuzène
(*Ann. Inst. Past. 1900, p. 378*) sur le lapin
avaient montré que de faibles doses de sérum
hémolytique augmentent le nombre des hématies.
Metchnikoff et Besredka (*Ann. Inst. Past. 1900,
p. 402*), essayèrent sur l'homme les injections de
ce sérum, à faibles doses ; ces auteurs observèrent, immédiatement après l'injection, une baisse
du nombre des hématies et de l'hémoglobine,
mais, dès le lendemain, ils constatèrent une hyperglobulie et une augmentation du taux de l'hémoglobine.
Bielonovsky (*thèse de Saint-Pétersbourg, 1902*),
se basant sur les résultats obtenus par ces auteurs,
appliqua le sérum hémolytique au traitement de
l'anémie et constata l'augmentation du nombre
des hématies et de l'hémoglobine chez ses malades.
L'amélioration de l'état général n'a nettement été
constatable que dans un seul cas. L'injection de

sérum normal de chèvre (la chèvre étant l'animal employé par cet auteur pour préparer le sérum hémolytique) n'a pas amené d'augmentation de l'hémoglobine ni des hématies.

Cette question fut reprise par COURMONT et Ch. ANDRÉ en 1904, dans le *Journal de Physiologie et de Pathologie générale (p. 90 à 99)* et dans la thèse d'ANDRÉ (*Thèse de Lyon, 1904*). Des recherches de ces auteurs, il résulte que les injections de sérum hémolytique provoquent chez l'homme une réaction locale assez vive et souvent un malaise général. Elles sont suivies d'une éosinophilie constante, mais passagère. Elles déterminent, chez les anémiques, une augmentation brusque du nombre des globules rouges et du taux de l'hémoglobine. Cette augmentation persiste quelque temps et a tendance à rétrocéder, si l'affection causale de l'anémie persiste. Quant à l'avenir de cette thérapeutique en médecine clinique, il est, d'après ces auteurs, assez limité. L'augmentation des hématies, dans les anémies légères, n'est pas beaucoup plus marquée qu'elle ne l'est par la médication martiale. C'est, en somme, une méthode à employer dans les cas d'anémie grave, rebelle aux procédés thérapeutiques ordinaires.

CASTIGLIONI (*Morgani, Juillet et Août 1906*), ayant étudié l'action des sérums hémolytiques sur l'appareil hémopoïétique conclut de la façon suivante : les fortes doses tuent rapidement l'animal par destruction globulaire aiguë et dégénérescence des centres hémopoïétiques ; les doses plus faibles permettent et même provoquent un certain degré de réaction de ces organes : ce fait explique qu'à doses légères les sérums hémolytiques produisent une certaine suractivité médullaire et aient pu ainsi être employés comme moyen de traitement des anémies.

LUCATELLO (de Padoue), *au 14ᵉ Congrès de la Société Italienne de Médecine Interne, en octobre 1904,* fit connaître les résultats obtenus par les injections d'un sérum antianémique qu'il préparait d'une façon un peu différente de celle des auteurs précédents. Ces auteurs employaient le sérum d'un animal (la chèvre généralement) auquel ils avaient préalablement injecté environ 100 cmc. de sang humain.

LUCATELLO employa le sérum sanguin d'animaux ayant reçu des injections du sérum du malade à traiter. Il obtint des résultats thérapeutiques qu'il déclare très satisfaisants : augmentation des globules rouges, quelquefois singulièrement rapide, tandis que généralement le taux de l'hémoglobine ne varie que peu ou pas.

En août 1906, P. CARNOT et Mˡˡᵉ CL. DEFLANDRE proposèrent un sérum antianémique tout différent des précédents, tout au moins tant qu'à sa préparation. Ces auteurs faisaient à un lapin une saignée de 20 à 30 cmc., et, 20 heures après, pratiquaient une nouvelle saignée ; le sérum du sang recueilli lors de la deuxième saignée, c'est à-dire en pleine crise de rénovation hématique, injecté à un lapin normal provoquait une élévation immédiate et parfois fort considérable du nombre des globules rouges. Ces auteurs injectèrent à des anémiques le sérum préparé suivant leur méthode et obtinrent des résultats satisfaisants.

En avril 1906 *(Echo Médical du Nord)*, J. Minet et P. Sonneville, entreprirent l'application clinique des faits avancés par Carnot et Mlle A. Deflandre. Ils employèrent cette nouvelle méthode de traitement dans 3 cas de chloro-anémie, dans le service de Médecine infantile de l'Hôpital St-Sauveur de Lille. Ces observations sont reproduites dans notre thèse. Ce sont, à notre connaissance, les seules publiées actuellement sur cette question. Ces auteurs concluent : « Les cas de chloro-anémie dite essentielle (sans lésions organiques appréciables), sont heureusement influencés par les injections de sérum de lapin préalablement saigné : l'hyperglobulie, presque immédiate dans les cas légers, ne se produit qu'au bout de 3 ou 4 jours dans les cas plus sérieux. Suivant la gravité de la maladie, elle se maintient plus ou moins longtemps, mais elle peut être provoquée à nouveau par une deuxième injection. Dans tous les cas la valeur globulaire subit une augmentation immédiate et durable ; l'état général est heureusement influencé ».

D'après les recherches bibliographiques que nous avons faites, les sérums thérapeutiques n'ont pas encore été appliqués, *seuls*, au traitement de l'anémie.

Nous avons seulement trouvé une communication faite en Mars 1906 par Renon à *la Société Médicale des Hôpitaux,* et dans laquelle cet auteur présente l'observation d'un cas d'anémie pernicieuse guérie et traitée par les rayons de Röntgen et les injections de sérum antidiphtérique.

Les examens de sang, pratiqués pendant les heures qui suivirent les séances d'irradiation et les injections de sérum, montrèrent que la stimulation des organes hématopoïétiques se manifestait, en dehors de l'augmentation des hématies, par de l'éosinophilie et par la présence d'hématies polychromatophiles ou éléments jeunes de la moelle osseuse. D'après Renon, l'existence dans le sang de leucotoxines (produits de destruction des globules blancs par les rayons Röntgen), ou d'hémolysines (à la suite des injections de sérum antidiphtérique) est sans doute un facteur indispensable et nécessaire pour déterminer, dans ces conditions, une réaction des organes hématopoïétiques.

CHAPITRE II

Action expérimentale du sérum de lapin préalablement saigné. — Résumé des communications faites par les auteurs.

Les premières recherches sur les effets des injections de sérum de lapin préalablement saigné furent l'objet de plusieurs communications faites à l'*Académie des Sciences* (Août et Septembre 1906) et à *la Société de Biologie* (Novembre 1906) par P. Carnot et Mlle A. Deflandre. Dans ce chapitre nous résumerons, d'après ces documents, les expériences de ces deux auteurs.

Ces expériences ont porté principalement sur le lapin, qui régénère son sang, après saignée, avec une précocité et une intensité remarquables. Ces auteurs faisaient une première saignée de 20 à 30 cmc. à un lapin ; le lendemain on pratiquait une nouvelle saignée, alors que l'animal était en pleine crise de régénération hématique. Le sérum de cette deuxième saignée, injecté à un animal neuf, déterminait chez ce dernier une hyperglobulie considérable et constante. Cette augmentation du nombre des hématies, le plus habituellement de deux à trois millions par millimètre cube, atteignit, dans une expérience, 8 millions le lendemain de l'injection, plus de 9 millions le surlendemain et près de 12 millions le troisième jour. Dans les cas où, par suite des conditions expérimentales, le sérum fut moins actif, Carnot et Mlle Cl. Deflandre observèrent constamment une augmentation supérieure à 1 million par millimètre cube.

Dans une deuxième série d'expériences, comparant l'activité hémopoïétique du sang ou du sérum, recueilli en pleine crise hématique de rénovation, avec celle du sang ou du sérum normal, les mêmes auteurs constatèrent que le sang ou le sérum normal ne provoquait pas une augmentation du nombre des hématies supérieure à quelques centaines de mille, et provoquait quelquefois une diminution, du même ordre.

Dans une troisième série d'expériences, recherchant dans quelle partie du sang se trouve la substance active, les auteurs constatèrent que les éléments anatomiques n'y ont aucune part. Chauffé à 56° le sérum actif perd son activité hémopoïétique.

L'injection sous-cutanée du sérum actif produisit le même résultat que l'injection intra-veineuse.

Etudiant la courbe d'activité du sérum aux différents temps de la régénération, Carnot constata que cette activité, surtout considérable le premier jour consécutif à la saignée, diminue rapidement les jours suivants; pratiquement le sérum le plus actif est celui qu'on recueille environ 20 h. après la saignée.

Enfin si l'on fait à l'animal fournisseur du sérum une série de saignées successives, on constate les faits suivants : si l'intervalle est suffisant, l'activité hémopoïétique du sérum apparaît après chaque nouvelle saignée ; si l'intervalle des saignées est très rapproché, l'activité hémopoïétique du sérum baisse rapidement après chaque nouvelle saignée. L'injection de ce sérum à un animal neuf provoque, non plus une augmentation, mais au contraire une diminution des hématies. Le sang de l'animal saigné est alors incapable de se régénérer et parfois la déglobulisation, amorcée par les saignées, se continue spontanément.

P. CARNOT et Mlle A. DEFLANDRE terminent leur première communication à l'*Académie des Sciences* par les conclusions suivantes : « La rénovation du sang, après saignée, paraît être provoquée et dirigée par une substance active, capable de provoquer l'hémopoïèse, qui se trouve dans le sérum et est détruite à 55°. Par opposition aux hémolysines, on peut provisoirement appeler cette substance : *hémopoïétine.* Si elle est particulièrement active et manifeste au cours de la rénovation du sang, il est vraisemblable qu'elle existe à un faible degré à l'état normal et que d'autres actions (influence des altitudes, etc.) pourront également la mettre en évidence. Il est vraisemblable, qu'à l'état normal, hémopoïétine et hémolysine se contrebalancent et s'équilibrent. Si les hémolysines prédominent, il y a destruction globulaire. Si les hémopoïétines prédominent, il y a hyperglobulie.

La régénération du sang est probablement due à une augmentation de l'action hémopoïétique du sérum. Probablement aussi les hémopoïétines ne sont qu'une variété spéciale de cytopoïétines que nous cherchons actuellement à mettre en évidence, par la même méthode, au niveau des différentes glandes, et qui expliqueraient le mécanisme des régénérations d'organes.

Pratiquement, l'hyperglobulie provoquée par l'injection sous-cutanée de sérum actif, recueilli 20 h. après une première saignée, nous paraît susceptible d'applications thérapeutiques : nous avons traité, de cette façon, plusieurs cas d'anémies symptomatiques et avons observé dès le premier jour des augmentations globulaires considérables, dépassant 1 million en deux jours ».

Dans une seconde communication à l'*Académie des Sciences*, en septembre 1906, CARNOT et Mlle CL. DEFLANDRE concluent de la façon suivante :

« Le sérum d'animaux, en pleine crise de rénovation hématique, provoque chez les animaux neufs une hyperglobulie caractérisée par un gain de un à trois millions d'hématies par millimètre cube.

La moelle osseuse est au moins aussi active que le sérum : elle contient donc une proportion notable d'*hémopoïétine*.

Abstraction faite du cerveau, dont l'action nécessite de nouvelles recherches, et du foie dont l'activité est peut-être due au sang contenu dans l'extrait, tous les autres organes (rate, intestin, rein, capsule surrénale, muscles) se sont montrés inactifs.

L'*hémopoïétine*, élaborée au cours de la régénération du sang, existe donc à la fois dans le sang et dans la moelle osseuse, plus encore peut-être dans la moelle que dans le sang.

Il est donc probable que la moelle est le lieu d'origine de cette substance ; mais il se pourrait, à la rigueur, qu'elle s'y fixe secondairement par suite de son affinité élective pour le tissu médullaire sur lequel elle doit agir.

Pratiquement, la richesse du sérum et de la moelle osseuse en *hémopoïétine*, au cours de la rénovation hématique, permet d'utiliser thérapeutiquement l'un ou l'autre de ces produits. Si l'injection sous-cutanée du sérum est préférable à l'injection sous-cutanée d'extrait médullaire (de préparation aseptique plus difficile), des recherches récentes nous ont montré par contre que l'ingestion rectale ne faisait pas perdre au produit la totalité de son activité : l'extrait médullaire pourrait peut-être alors être utilisé par cette voie.

L'injection sous-cutanée, la seule que nous ayons employée jusqu'ici chez l'homme, nous a donné, dans les diverses variétés d'anémie symptomatique où nous l'avons utilisée, des hyperglobulies de plus de deux millions d'hématies par millimètre cube : ces hyperglobulies persistent un fort long-

temps chez les sujets normaux ; elles durent moins
longtemps lorsque la cause de l'anémie persiste et
détruit les nouvelles hématies formées ; mais, même
dans ce cas, elles persistent de deux à trois
semaines, et une injection nouvelle, pratiquée après
ce laps de temps, produit à nouveau une augmentation du nombre des hématies. »

Dans une troisième communication, faite à la
Société de Biologie, en novembre 1906, P. CARNOT
étudie *le mécanisme de l'hyperglobulie provoquée
par le sérum d'animaux en rénovation sanguine.*
D'après les expériences de cet auteur, l'hyperglobulie est réelle.

Elle n'est pas due à l'accumulation des hématies à la périphérie du corps où l'on prélève le
sang aux dépens de la circulation profonde, car
on trouva des chiffres globulaires très compa-
rables pour le sang périphérique, le sang caroti-
dien, le sang du cœur, etc. L'hyperglobulie ne
paraît pas due à la mise en liberté, dans le sang,
de réserves globulaires, antérieurement accumulées
dans tel ou tel organe : car, sur les coupes, les
différents organes paraissent tous pléthoriques et
anormalement riches en hématies.

L'hyperglobulie ne paraît pas, non plus, due à
la deshydratation et à la concentration du sang,
car les animaux ont conservé leur poids initial et
n'ont pas présenté de diurèse anormale. D'ailleurs
quand il s'agit d'hyperglobulies considérables,
atteignant près de 12 millions par millimètre

cube chez un lapin, on peut affirmer qu'il ne s'agit pas uniquement de concentration sanguine, puisque, le nombre des hématies ayant doublé, le volume du sang aurait dû diminuer de moitié.

D'autre part *l'examen histologique du sang et de la moelle osseuse* donnent des preuves de la néoformation d'hématies ; *l'examen du sang* montre d'abord une quantité anormale d'hématies ; au début on observe un grand nombre d'hématies n'ayant pas encore le volume globulaire moyen. Dans un grand nombre de cas le nombre des hématoblastes a paru accru dès le début. Les hématies nucléées, même dans les cas de très fortes hyperglobulies, n'ont été observées qu'une fois en nombre assez considérable. Le nombre des leucocytes paraît proportionnellement diminué, mais l'auteur ajoute qu'il se peut que ce soit là une apparence, tenant à l'augmentation du nombre des globules rouges. Les grands mononucléaires ont paru surtout abondants. Jamais on n'a observé nettement la présence de myélocytes dans le sang.

L'examen de la moelle osseuse, qui, ainsi qu'on l'a vu précédemment, est au moins aussi active que le sérum, permet de constater l'existence d'une moelle rouge ayant les caractères de la moelle en activité. *Histologiquement* on constate toujours une réaction hémopoïétique de la moelle. Cette réaction est, surtout et avant tout, |normoblastique.

On trouve en effet un grand nombre d'hématies nucléées qui constituent, dans certains ilots, la moitié ou les deux tiers des éléments cellulaires. On y constate, d'autre part, la très grande fréquence des formes de division.

La transformation de ces hématies nucléées en hématies adultes, se fait probablement avec une grande rapidité dans la moelle elle-même, car on y constate un nombre anormal d'hématies déjà privées de noyaux.

La réaction myélocytaire est relativement discrète. Il semble qu'il y ait une réaction spécifique de la moelle en vue de l'élaboration des hématies.

P. CARNOT conclut : « ces différentes constatations montrent donc que l'hyperglobulie provoquée par *l'hémopoïétine* est réelle, et qu'elle est comparable, dans sa genèse et ses résultats, à la rénovation sanguine, intense et immédiate, provoquée par la saignée. »

CHAPITRE III

Technique

A. *Examen du sang des malades*. — Dans cet examen nous avons tenu compte du nombre des globules rouges et du taux de l'hémoglobine ; la détermination du nombre des leucocytes n'ayant qu'un intérêt secondaire dans nos recherches, où nous avons envisagé le point de vue clinique, nous n'avons recherché ce nombre que comme élément de diagnostic, toutes les fois que nous l'avons jugé nécessaire.

1º *Numération des hématies*. — Les globules rouges étaient comptés au moyen de l'hématimètre de HAYEM. Comme liquide, pour la dilution du sang, nous avons employé le sérum artificiel très légèrement teinté par le violet de Gentiane. Pour les mélanges nous avons appliqué exactement la technique indiquée par le Professeur HAYEM. A l'aide de la pipette graduée nous prenons deux millimètres cubes de sang que nous diluons dans 5oo millimètres cubes de sérum artificiel. Nous agitons pendant 3 ou 4 minutes avec l'agitateur en verre, de façon à obtenir un mélange, le plus homogène possible. Aussitôt nous prélevons une goutte du liquide à examiner que nous déposons au centre de la cellule ; nous la recouvrons immédiatement d'une lamelle. Nous avons toujours effectué ces deux temps très rapidement, pour que les hématies soient uniformément déposées sur toute l'étendue du liquide. Après chaque examen la lamelle et la cellule étaient passées à l'alcool. Nous avons toujours veillé à ce que la pipette avec laquelle on recueille le sang fût toujours convenablement lavée et asséchée, avant de nous en servir.

Pour chaque numération, nous avons compté très soigneusement trois grands carrés dont nous prenions la moyenne. Le chiffre moyen obtenu, multiplié par 31.000 est le nombre d'hématies contenues dans un millimètre cube de sang.

2° *Dosage de l'hémoglobine.* — Pour doser l'hémoglobine, nous avons employé l'appareil de SAHLI. Nous insistons sur les avantages qu'il présente : maniement facile ; ne nécessite pas l'éclairage artificiel.

Ce procédé colorimétrique est basé sur le principe suivant : diluer le sang avec une dose dix fois plus forte d'acide chlorhydrique dilué, d'une concentration déterminée. Le mélange se colore en brun par formation d'un chlorhydrate d'hématine ; on l'étend alors avec de l'eau distillée jusqu'à ce qu'il prenne la nuance d'une solution étalon.

Cet appareil se compose de deux tubes placés l'un à côté de l'autre dans un support d'ébonite, disposé de telle façon qu'il ne permet de voir que

la partie antérieure des deux tubes, la partie pos-
térieure étant masquée par une plaque de verre
dépoli et les parties latérales étant en rapport
avec la gaine d'ébonite. Dans le tube, placé à la
gauche de l'observateur, se trouve un liquide de
coloration jaunâtre qui sert de terme de comparaison. La coloration de ce liquide correspond,
pour la nuance, à une dilution au 100e de sang
humain normal, mélangé d'une certaine quantité
d'acide chlorhydrique.

Dans le tube gradué on verse une solution
d'acide chlorhydrique au 1/10e jusqu'au chiffre 10
gravé sur la paroi du tube ; puis, à l'aide d'une
pipette, on prend 20 millimètres cubes de sang
qu'on porte dans ce tube, en ayant bien soin
d'agiter le mélange avec l'extrémité de la pipette
pour éviter la coagulation. Pour bien vider la
pipette, on aspire deux ou trois fois de suite un
peu du mélange, qu'on repousse aussitôt dans
l'éprouvette graduée, sans retirer la pipette de la
masse du liquide. Enfin, on ajoute de l'eau distillée goutte à goutte, en agitant le mélange avec
une fine tige de verre, jusqu'à ce qu'on obtienne
une coloration identique à celle du tube de gauche.

Le chiffre de la graduation atteint par le mélange,
au moment où on a obtenu l'équivalence des
couleurs, donne le pourcentage en hémoglobine
par rapport à un sang normal, qui contient 14
parties d'hémoglobine %.

D'après ARQUEMBOURG, les chiffres fournis par

l'appareil de Sahli ont sensiblement la même valeur que ceux donnés par l'appareil de Fleischl : dans les deux appareils, le chiffre 100 correspond à un sang normal qui contient 14 parties d'hémoglobine pour 100 parties de sang. Donc, une division de Fleischl ou du tube de Sahli correspond en hémoglobine à 14/100. Enfin, l'appareil de Sahli donne des résultats supérieurs à ceux de l'appareil de Fleischl, en ce qu'ils se rapprochent plus de ceux donnés par le procédé de Lapicque, procédé chimique très précis.

Enfin, pour ne pas nous laisser suggestionner, nous avons toujours pris soin de mettre la partie graduée du tube en rapport avec la gaine d'ébonite pendant les comparaisons des deux teintes.

Telle est la technique que nous avons consciencieusement suivie ; nous pensons avoir ainsi évité la plupart des causes d'erreur et pouvoir présenter des résultats suffisamment exacts.

B. Préparation du sérum actif. — Nous avons, en tous points, suivi la méthode indiquée par Carnot et Mlle Cl. Deflandre. Nous avons préparé le sérum à l'Institut Pasteur de Lille. Nous utilisions des lapins d'un poids de 2 kilog. à 2 kilog. 500 gr. Une première saignée de 20 cmc était pratiquée sur un lapin neuf. La saignée a toujours été faite à la carotide. 20 à 24 heures après, on faisait une nouvelle saignée, et l'on recueillait aseptiquement le sang. Nous laissions former le caillot et, 24 heures après, on recueillait le sérum. Ce sérum fut toujours injecté frais ou conservé, 48 heures au plus, à l'abri de la lumière. Nous avons évité en général d'utiliser plusieurs fois le même lapin et, quand ce fait s'est produit, nous avons espacé les séries de saignées d'au moins 6 à 8 jours.

Quant à la technique de la préparation du sérum desséché, nous avons suivi celle habituellement employée, qui consiste à faire le vide dans un appareil et à y maintenir le sérum à une température de 37° environ.

Notre technique étant connue, nous allons maintenant exposer et discuter nos observations.

CHAPITRE IV

Observations des malades traités
par le sérum de lapin préalablement saigné

Ce chapitre, comme nous l'avons dit, comprendra plusieurs subdivisions. On y trouvera :

A) 7 observations de malades traités par le sérum de lapin préalablement saigné ; nous avons, dans cette série d'observations, appliqué en tous points la méthode indiquée par CARNOT et Mᴸˡᵉ Cl. DEFLANDRE. Ce sera donc une vérification pure et simple des faits avancés par ces auteurs pour ce qui concerne le traitement des anémies.

B) 2 observations où nous avons fait absorber à nos malades des cachets de sérum de lapin préalablement saigné et *desséché*.

Dans les travaux publiés par CARNOT et Mᴸˡᵉ Cl. DEFLANDRE, il n'est point question de ce mode de traitement. Ces auteurs disent simplement que l'ingestion rectale ne fait pas perdre au sérum et à l'extrait médullaire la totalité de leur activité.

C) 2 observations où nous avons associé le sérum de lapin de deuxième saignée au protoxalate de fer. A côté de ces observations, on trouvera celle d'un jeune malade à qui nous avons donné du protoxalate de fer seul.

D) Quatre observations, trop courtes malheusement, mais cependant intéressantes : dans les deux premières, nous avons employé du sérum de lapin de 1ʳᵉ saignée ; — dans les deux suivantes, nous avons injecté du sérum de 3ᵉ saignée.

A la suite de chacune de ces observations, on trouvera un tableau des courbes des résultats hématologiques correspondants. Les hématies seront représentées par une ligne continue, l'hémoglobine par une ligne en pointillé.

A. — Malades traités par les injections de sérum de lapin préalablement saigné

Nous donnons d'abord celles publiées par J. MINET et P. SONNEVILLE ; puis viendront celles qui nous sont personnelles.

OBSERVATION I

(J. MINET et P. SONNEVILLE, *Écho médical du Nord, 1907*)

Chloro-anémie

H..., Nelly, 6 ans, présente une teinte jaune verdâtre des téguments et une décoloration marquée des muqueuses.

Micropolyadénopathie généralisée. Pas de tuberculose, décelable cliniquement. Epreuve du sérum artificiel négative.

Voici les résultats des différents examens de sang :

DATES	HÉMATIES	HÉMOGLOBINE (Fleischl)
21 Janvier 1907	3.596.000	44
»	1re injection de 4cme de sérum.	
23 Janvier	3.565.000	61
27 Janvier	4.526.000	66
4 Février	3.968.000	69
7 Février	3.999.000	68
8 Février	2e injection de 4cmc de sérum	
10 Février	3.255.000	69
13 Février	4.123.000	70
17 Février	4.557.000	74
20 Février	4.526.000	75
24 Février	4.929.000	75
28 Février	4.526.000	73
7 Mars	4.712.000	75
14 Mars	4.867.000	75

L'état général s'est amélioré parallèlement et très rapidement.

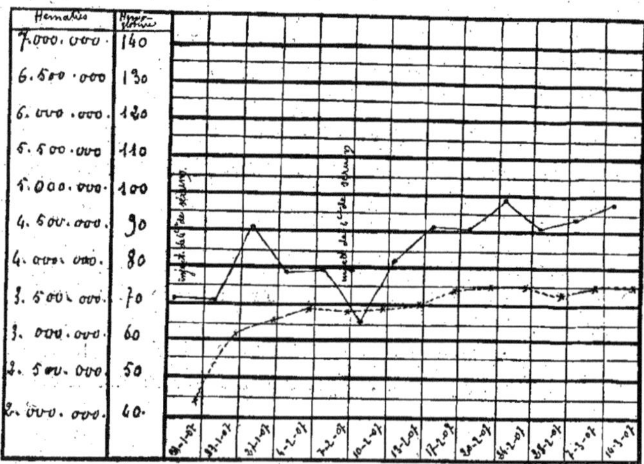

Observation I.

Chez cette malade, nous voyons qu'après la première injection de sérum, l'hyperglobulie n'a pas été immédiate. Le nombre des hématies resta stationnaire pendant les 3 ou 4 premiers jours pour augmenter d'environ 1 million au 6e jour. Le taux de l'hémoglobine augmenta immédiatement dans des proportions notables et passa de 44 à 61 en deux jours. L'hémoglobine a continué à augmenter les jours suivants, tandis que l'hyperglobulie diminuait de jour en jour; 17 jours après l'injection, on trouvait encore une augmentation de 400.000 sur le nombre des hématies constaté avant tout traitement.

Après la deuxième injection, l'hémoglobine a encore augmenté et s'est ensuite toujours maintenue aux environs de 75. Le nombre des hématies a d'abord continué à baisser, puis a augmenté de telle sorte que, 5 jours après la 2e injection, on constatait une hyperglobulie de plus de 800.000. Cette hyperglobulie s'est alors maintenue et s'est même accentuée, de telle sorte que, 34 jours après la 2e injection, elle atteignait plus de 1.600.000.

En somme, pendant les 52 jours qu'il a été permis d'observer la malade, sous l'influence des deux injections de sérum, le nombre des hématies a augmenté de 1.200.000 environ et le taux de l'hémoglobine est passé de 44 à 75; de plus, si l'on considère qu'on a noté l'amélioration de l'état général, on peut conclure à l'heureuse influence du traitement sur l'évolution de cette chloro-anémie.

Observation II

(J. Minet et P. Sonneville, *Écho médical du Nord*, 1907)

Chloro-anémie légère

G..., Anna, 14 ans et demi. On constate une décoloration marquée des muqueuses et de la peau. Dysménorrhée. Hypertrophie légère du corps thyroïde.

Résultats des différents examens de sang :

Dates	Hématies	Hémoglobine (Fleischl)
21 Janvier 1907	4.433.000	50
id.	1re injection de 6cmc de sérum	
23 Janvier	5.301.000	54
27 Janvier	5.984.000	57
4 Février	5.239.000	60
7 Février	5.022.000	59
8 Février	2e injection de 6cmc de sérum	
10 Février	6.944.000	60
13 Février	6.704.000	59
17 Février	6.107.000	61
25 Février	6.355.000	64
4 Mars	6.417.000	67

Chez cette malade, après la première injection, le nombre des globules rouges a immédiatement augmenté dans de fortes proportions, et deux jours après, l'hyperglobulie passait 800.000. L'hémoglobine a varié, mais moins que dans le cas précédent. Elle n'a pas suivi une progression parallèle à celle des hématies. L'hyperglobulie atteint son maximum (1.551.000) huit jours après l'injection, et dix-sept jours après cette injection, on constate encore une augmentation de 600.000 envi-

ron sur ce qu'était le nombre des hématies avant
tout traitement.

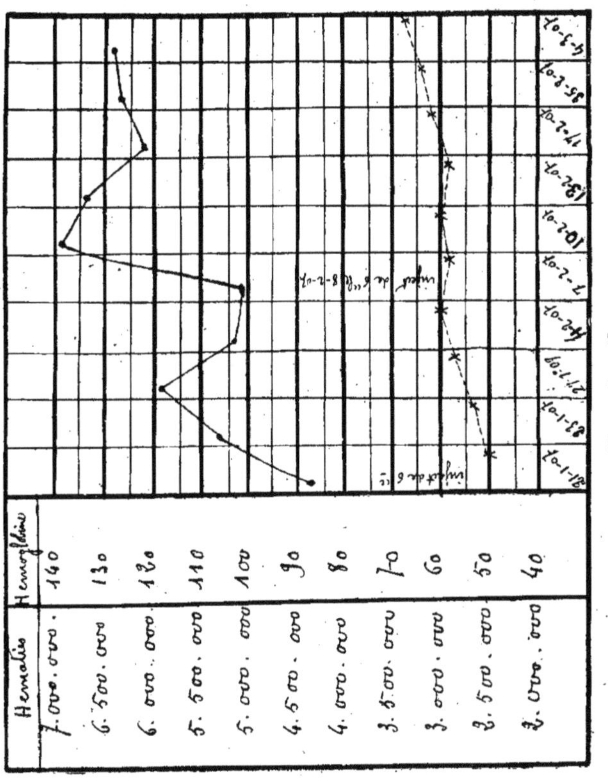

Après la deuxième injection de sérum, nouvelle hyperglobulie, qui atteint près de 2.000.000
en deux jours et qui se maintient encore aux envi-

rons de 1.200.000 vingt-quatre jours après cette seconde injection. Remarquons qu'ici, comme à la suite de la première injection, l'hémoglobine a été influencée, mais qu'elle n'a nullement suivi les variations considérables des hématies. En résumé, pendant les quarante-deux jours que l'on a observé la malade, le nombre des hématies a augmenté de 1.900.000 et l'hémoglobine est passée de 50 à 67.

OBSERVATION III

(J. MINET et P. SONNEVILLE. *Écho médical du Nord 1907*)

Chloro-anémie légère.

L..., Sylvie, 15 ans. Muqueuses légèrement décolorées. Les examens de sang donnent :

DATES	HÉMATIES	HÉMOGLOBINE (Fleischl)
8 Février 1907	4.588.000	84
id.	injection de 6cmc de sérum.	
10 Février	6.200.000	93
13 Février	6.789.000	92
17 Février	6.200.000	95
20 Février	6.200.000	95
24 Février	5.988.000	93
28 Février	6.200.000	95
4 Mars	6.076.000	95
15 Mars	6.107.000	96

Dans cette observation, comme dans la précédente, l'hyperglobulie s'est produite immédiatement après la seule injection de sérum qui ait été faite et atteignait plus de 1.600.000 le deuxième jour. 5 jours après l'injection, elle dépassait 2

millions. Malgré une légère diminution, elle se
maintenait encore à plus de 1.500.000 35 jours

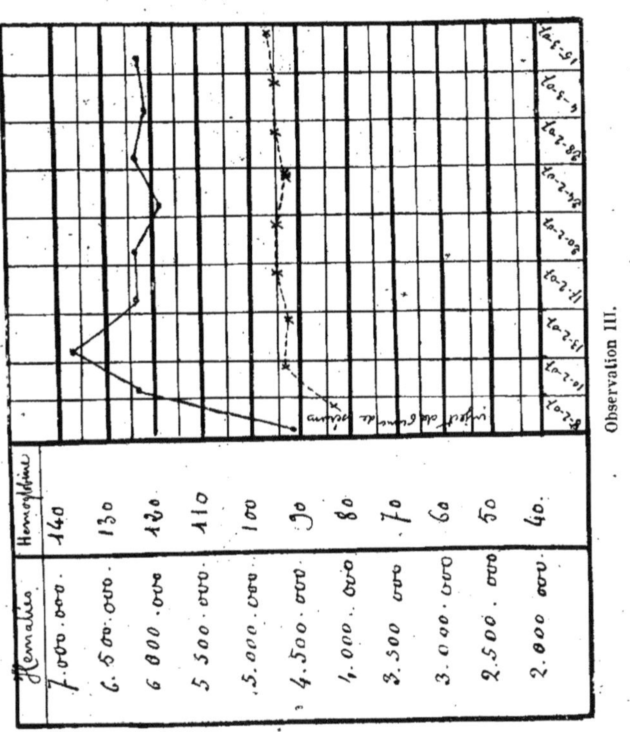

après l'injection de sérum. L'hémoglobine, comme
dans le cas précédent, a présenté une augmentation, mais nullement parallèle aux variations des
hématies.

OBSERVATION IV (personnelle)

Chloro - anémie

C...., Jeanne, 4 ans, entre à l'hôpital St-Sauveur, dans le Service de médecine des enfants, en novembre 1907. Elle présente de l'adénite à la région cervicale gauche et se plaint de douleurs d'oreille. L'enfant présente une teinte pâle des téguments et une décoloration assez marquée des muqueuses. L'appétit est un peu diminué. Depuis son entrée, la malade est restée en grande partie au lit et a été soumise au régime ordinaire.

Nous faisons lever l'enfant et la laissons jouer : nous la maintenons au régime ordinaire et ne lui faisons administrer aucun médicament.

Voici les résultats des différents examens de sang :

DATES	HÉMATIES	HÉMOGLOBINE (Sahli)
7 Décembre 1907	4.030.000	70
id.	injection de 4^{cmc} de serum de lapin préalablement saigné	
10 Décembre	4.154.000	76
13 Décembre	4.216.000	89
19 Décembre	5.394.000	110

Depuis le 15 décembre, une amélioration très sensible de l'état général est constatée. La malade est beaucoup plus colorée qu'au début et paraît plus forte. Malheureusement, l'enfant sort de l'hôpital le 21 décembre, et il nous a été impossible de continuer le traitement et les examens de sang.

Chez cette malade, il y a eu d'abord légère augmentation du nombre des globules rouges dans

les 6 jours qui suivirent l'injection de sérum,
puis une forte augmentation qui atteignait plus de
1 million le 12e jour. L'hémoglobine a suivi une
progression sensiblement parallèle, mais, si nous
consultons la courbe, nous remarquons que cette
progression est plus directe.

Hématies	Hémoglobine
7.000.000	140
6.500.000	130
6.000.000	120
5.500.000	110
5.000.000	100
4.500.000	90
4.000.000	80
3.500.000	70
3.000.000	60
2.500.000	50
2.000.000	40

Observation IV.

Cette observation, trop courte à notre gré,
montre néanmoins l'absence d'hyperglobulie bien
caractérisée dans les 2 ou 3 premiers jours qui

ont suivi l'injection de sérum. Cette hyperglobulie est ici retardée, puisqu'elle ne commence à se faire sentir que le 6ᵉ jour et qu'elle va en progressant pendant les 6 jours suivants.

Nous pouvons cependant l'attribuer en grande partie aux effets du sérum, car rien n'a été changé au régime ni au traitement, et nous ne pensons pas que, dans le cas présent, il ait pu se produire spontanément dans le sang, *en 12 jours*, une variation de 1.100.000 globules rouges et une augmentation proportionnelle de l'hémoglobine.

En résumé, après une injection de 4ᶜᵐᶜ de sérum, la malade a gagné en 12 jours 1.364.000 globules et l'hémoglobine a augmenté de plus de la moitié de ce qu'on constatait avant tout traitement. Ce résultat s'est-il maintenu ? C'est ce que nous n'avons malheureusement pas pu savoir.

OBSERVATION V (personnelle)

Chloro-anémie, consécutive à une vulvo-vaginite à gonocoques

L..., Raymonde, 8 ans, entre à l'hôpital Saint-Sauveur, service de M. le Professeur agrégé DELÉARDE. au mois de novembre 1907, pour de la vulvo-vaginite. L'enfant présente au niveau de la vulve une inflammation assez marquée et une rougeur intense de la muqueuse ; On constate un écoulement assez abondant, formant sur le linge des taches verdâtres. L'examen microscopique du pus décèle de nombreux gonocoques,

L'enfant présente un teint pâle, des muqueuses légèrement décolorées. L'appétit est assez bon.

Traitement : repos au lit ; lavages antiseptiques de la vulve ; injections vaginales au permanganate ; pansement.

Quelque temps après son entrée, la malade présente des douleurs du côté de l'articulation tibio-tarsienne gauche. Cette articulation est tuméfiée, légèrement rouge ; les mouvements sont douloureux. On pose le diagnostic d'arthrite à gonocoques et l'on applique le traitement habituel. Après une rémission d'une semaine environ, la vulvo-vaginite et l'arthrite présentent une recrudescence assez marquée.

Le 4 décembre 1907, l'écoulement n'a pas encore cessé ; la malade présente une décoloration marquée de la peau et des muqueuses. Voici les résultats des examens de sang :

Dates	Hématies	Hémoglobine
4 Décembre 1907	3.844.000	97
7 Décembre	1re injection de 5cmc de sérum	
9 Décembre	4.557.000	98
12 Décembre	4.495.000	104
16 Décembre	4.495.000	100
18 Décembre	4.495.000	102
28 Décembre	4.681.000	90
4 Janvier 1908	4.495.000	88
11 Janvier	4.588.000	92
16 Janvier	2e injection de 5cmc de sérum de lapin préalablement saigné	
18 Janvier	4.619.000	93
24 Janvier	4.681.000	100
30 Janvier	4.588.000	99

La malade, guérie de sa vulvo-vaginite et de son arthrite depuis le 20 janvier environ, sort de l'hôpital le

2 février: l'état général est bon ; la peau et les muqueuses ont repris leurs couleurs.

Observation V.

Dans cette observation, après une 1re injection, l'hyperglobulie a été de 713.000 environ en 2 jours;

elle s'est ensuite à peu près maintenue jusqu'à
la sortie de la malade, c'est-à-dire pendant 52 jours.
Une seconde injection, pratiquée le 16 janvier,
c'est-à-dire 38 jours après la première, n'a déterminé qu'une très faible augmentation du nombre
des globules rouges.

L'hémoglobine, après la 1re injection, a faible-
ment augmenté. 11 jours après, on constate une
diminution assez marquée. La courbe ne remonte
qu'après la 2e injection pour atteindre un point
voisin de celui qu'elle occupait avant la chute.

En résumé, pendant les 54 jours que nous
avons observé la malade, le nombre des hématies
a augmenté de 744.000, résultat qui était déjà
atteint au 2e jour du traitement. Le taux de
l'hémoglobine n'a que peu varié.

Il est à remarquer que, dans le cas présent,
l'anémie, qui était surtout globulaire, a présenté
une amélioration, bien que la cause ait persisté
pendant presque toute la durée du traitement. Il
est fort probable que, sans traitement, cette
anémie, qui était déjà assez marquée au 1er examen
de sang, n'aurait fait qu'augmenter pendant les
2 mois qu'à duré le traitement, et que l'action
du sérum a surtout consisté à « neutraliser » en
quelque sorte l'action déglobulisante de la toxine
gonococcique.

Observation VI (personnelle)

Chloro-anémie consécutive à une fièvre typhoïde légère

D..., Fernand, 8 ans, entre à l'hôpital Saint-Sauveur, Service de M. le professeur agrégé Deléarde, le 6 décembre 1908, pour symptômes intestinaux. On constate de la courbature, de l'anorexie, quelques douleurs provoquées par la palpation de l'abdomen. Il n'y a pas de diarrhée ni d'épistaxis. Rien au cœur, ni aux poumons. Pas de taches rosées sur le corps. La rate est légèrement percutable ; la langue est saburrale. Le séro-diagnostic est à peine positif au 1/20ᵉ On pose le diagnostic de fièvre typhoïde légère.

Le 13 décembre, la fièvre tombe ; l'enfant est très amaigri, pâle ; les muqueuses sont légèrement décolorées. L'appétit est à peu près nul.

Le 14 décembre, nous mettons l'enfant au régime ordinaire ; nous le laissons au repos au lit ; nous lui injectons du sérum de lapin préalablement saigné.

Voici les résultats des différents examens du sang :

Dates	Hématies	Hémoglobine
14 Décembre 1907	4.247.000	80
id.	1ʳᵉ injection sous-cutanée de 5ᶜᵐᶜ de sérum	
17 Décembre	4.247.000	97
23 Décembre	4.774.000	95
30 Décembre	3.999.000	93
id	2ᵉ injection de 10ᶜᵐᶜ de sérum (recueilli depuis le 28).	
3 Janvier 1908	4.991.000	80
7 Janvier	4.743.000	100
14 Janvier	4.588.000	103
16 Janvier	3ᵉ injection de 5ᶜᵐᶜ de sérum (recueilli le jour même).	

| 18 Janvier | 4.123.000 | 102 |
| 23 Janvier | 4.929.000 | 110 |

Le malade sort de l'hôpital le 2 janvier, l'état général amélioré.

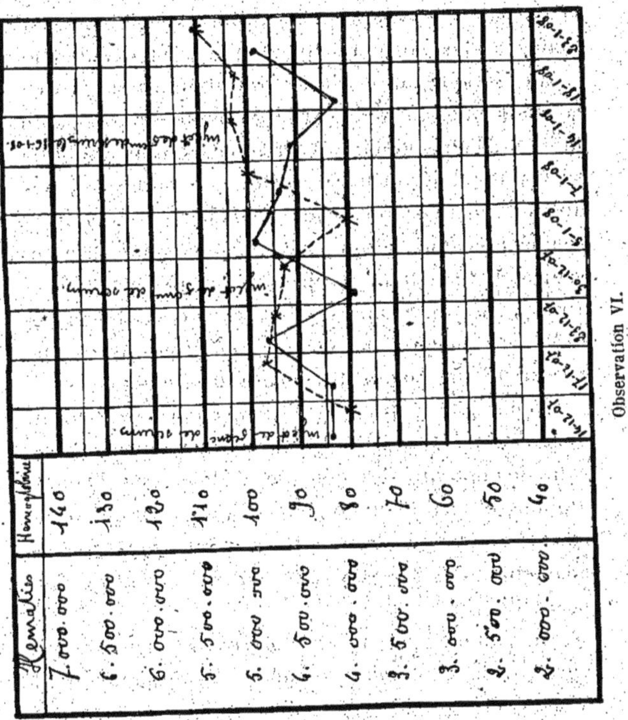

Observation VI.

Dans cette observation, à la suite de la 1re injection de sérum, l'hyperglobulie ne se produit qu'entre le 3e et le 9e jour qui suivent l'injection

pour atteindre 500.000 environ le 9e jour. L'hémoglobine a devancé l'hyperglobulie, et nous en constatons l'augmentation le 3e jour après l'injection.
L'hyperglobulie ne s'est pas maintenue, et, 16 jours
après la 1re injection, le nombre des globules est
tombé à 3.999.000. L'hémoglobine s'est maintenue.

Le 4e jour après la 2e injection, nous avons
constaté une nouvelle hyperglobulie de près d'un
million ; l'hémoglobine a diminué. L'hyperglobulie
se maintient jusqu'au 7 janvier, c'est-à-dire 8 jours
après la 2e injection ; elle commence alors à baisser légèrement, alors que l'hémoglobine semble
seulement réagir à l'injection et passe de 80 à
100 %. 15 jours après la 2e injection, l'hyperglobulie est encore de 600.000 environ, alors que
l'hémoglobine augmente encore légèrement.

Deux jours après la 3e injection de sérum,
l'examen du sang fait constater l'abaissement crois-
sant du nombre des hématies, alors que l'hémoglobine se maintient toujours. Enfin, 7 jours après
cette 3e injection, le nombre des globules rouges
augmente de 800.000 environ et l'hémoglobine
passe de 102 à 110 %.

En somme, du 14 décembre 1907 au 23 janvier 1908, c'est-à-dire pendant les 40 jours qu'il
nous a été permis de suivre notre malade, le
nombre des hématies a augmenté de près de
700.000 par millimètre cube et l'hémoglobine est
passée de 80 à 110 %. Sur 3 injections de sérum,
deux ont été suivies d'une hyperglobulie retardée

et une d'une hyperglobulie dans les 3 jours suivants.

Il eût été intéressant de savoir si l'augmentation des globules rouges et de l'hémoglobine constatée, lors de la sortie du malade, s'est maintenue. Si nous nous basons sur les effets notés après les deux premières injections nous pouvons émettre quelques doutes sur la persistance de cette augmentation.

Observation VII (personnelle)

Chloro-anémie, consécutive à une fièvre et une suppuration prolongées, à la suite d'une amputation traumatique du pied.

D..., Fernand, 19 ans, minotier, entre à l'hôpital Saint-Sauveur, dans le Service de M. le Professeur agrégé Lambret, le 10 novembre 1907. Le 9 novembre, cet homme a eu le pied pris et emporté dans un engrenage. Il a perdu beaucoup de sang et est extrêmement faible. Les téguments sont pâles, le pouls imperceptible. Le blessé, qui est dans un état syncopal, n'est pas en état de supporter une intervention qui amènerait sûrement l'exitus. Après lavage à l'eau oxygénée, on embaume le membre traumatisé avec la pommade de Reclus. Le soir même, la fièvre commence et continue les jours suivants jusqu'au 27 janvier 1908. Elle atteint 39°, 40° pendant les 15 premiers jours environ, puis oscille entre 38° et 39° jusqu'au 12 janvier. A partir de cette date, jusqu'au 27 janvier, le thermomètre monte encore aux environs de 38°. Au niveau de la plaie, on constate une abondante suppuration, due aux larges surfaces cruentées. Pendant toute la durée de la fièvre, le malade ne prend que du lait et des œufs.

Le 27 janvier, opération : on régularise la partie amputée. La fièvre tombe le jour même et, quelques jours après, le malade est mis au régime ordinaire.

Le 28 décembre 1907, c'est-à-dire 48 jours après l'entrée du malade à l'hôpital, malgré la fièvre et la suppuration que ce malade continue à présenter, nous commençons le traitement de sa chloro-anémie.

Voici les résultats des différents examens de sang :

DATES	HÉMATIES	HÉMOGLOBINE
28 Décembre 1907	2.356.000	38
id.	1re injection de 5cmc de sérum	
	de lapin préalablement saigné	
31 Décembre	2.325.000	50
4 Janvier 1908	2.387.000	48
9 Janvier	2.852.000	60
15 Janvier	3.658.000	62
16 Janvier	2e injection de 5cmc de sérum	
21 Janvier	3.534.000	66
28 Janvier (fièvre tombe)	3.658.000	70
4 Février 1908	4.371.000	67
11 Février	4.123.000	70
14 Février	3e injection de 8cmc de sérum	
17 Février	4.526.000	82
21 Février	4.278.000	86
26 Février	4.371.000	85
2 Mars 1908	4.898.000	86
id.	4e injection de 10cmc de sérum	
5 Mars	4.557.000	87
7 Mars	4.526.000	100

Le malade sort de l'hôpital, l'état général fortement amélioré.

Chez ce malade, nous voyons que la 1re injection n'a été suivie que d'une hyperglobulie assez
retardée, et nous la constatons surtout le 12e jour
après l'injection. Elle se maintient et augmente

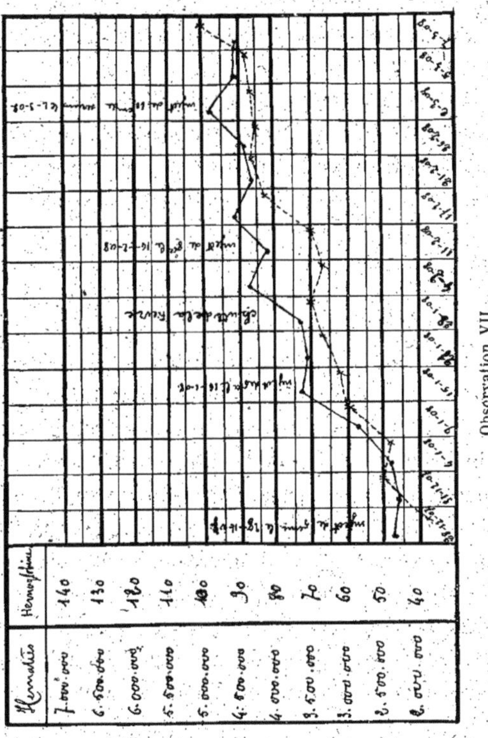

même, puisque, de 5oo.ooo hématies environ, elle
passe à près d'un million à l'examen suivant.
L'hémoglobine a augmenté plus rapidement et

passe, trois jours après l'injection, de 38 à 5o º/o.

Après la 2ᵉ injection de sérum, faite 19 jours après la 1ʳᵉ, le nombre des hématies varie peu, et l'on ne constate une hyperglobulie de 713.000 hématies environ que le 19ᵉ jour après cette deuxième injection. L'hémoglobine a légèrement augmenté.

Une remarque est intéressante à faire ici : ces deux injections de sérum, suivies d'une augmentation retardée du nombre des globules rouges et d'une augmentation immédiate du taux de l'hémoglobine, ont été faites pendant la période de fièvre et de suppuration. Or, d'après le professeur HAYEM, « lorsqu'on étudie les fluctuations numériques des éléments du sang dans les fièvres, on constate que le processus fébrile entrave ou arrête même presque absolument la sanguification. Comme, d'autre part, il semble accélérer la destruction des globules rouges, il en résulte que la fièvre détermine toujours une usure du sang, une déglobulisation plus ou moins notable. » Au contraire, d'après cet auteur, « la fièvre elle-même ne paraît pas attaquer l'hémoglobine des hématies résistantes. »

D'autre part, le malade présentait une suppuration assez notable, et l'on sait que certaines toxines, et, en particulier, celles des microbes de la suppuration, ont la propriété de détruire les globules rouges.

Il résulte de tous ces faits qu'il est vraisem-

blable que, sans traitement, la déglobulisation,
chez notre malade, n'eût fait qu'augmenter. Or,
après nos deux premières injections de sérum,
le malade, malgré la fièvre, malgré la suppuration,
a présenté une augmentation croissante, mais assez
lente, du nombre des hématies. Il sort, des trente
et un jours de fièvre et de suppuration pendant
lesquels nous l'avons observé, avec une augmentation de plus de 1.300.000 hématies. Dès lors, il
semble vraisemblable d'admettre que l'action des
deux premières injections de sérum a consisté
surtout à enrayer, à neutraliser, en quelque sorte,
l'effet déglobulisant de la fièvre et de la suppuration.

L'hémoglobine, qui est peu ou pas touchée par
la fièvre et la suppuration, a augmenté immédiatement dès les premiers jours qui ont suivi les
injections de sérum. Elle a même augmenté d'une
façon très notable, puisque, pendant les 31 jours
de fièvre et de suppuration, elle est passée de
38 % à 70 %, c'est-à-dire a presque doublé.

La 3e injection de sérum, faite alors que le
malade était convalescent, a été immédiatement
suivie d'une augmentation de 400.000 globules
rouges environ, qui s'est à peu près maintenue.
L'hémoglobine est passée de 70 à 82 % en 3 jours.

Enfin, la 4e injection, faite dans les mêmes
conditions que la troisième et 17 jours après, n'a
pas été suivie d'hyperglobulie, mais l'hémoglobine
a assez sérieusement augmenté. En 5 jours, elle
est passée de 86 à 100 %.

Nous remarquerons encore dans cette observation que, le 4 février, on a constaté une hyperglobulie de plus de 700.000 hématies et une légère diminution du taux de l'hémoglobine ; cette brusque variation étant survenue 4 jours après la chute de la température, nous devons l'attribuer à la crise hématique qui survient, à la fin des pyrexies, quand la fièvre tombe et que commence la convalescence. Nous ajouterons que cette crise hématique a été ici particulièrement précoce et marquée. Peut-être est-elle la cause de la faiblesse relative de l'hyperglobulie provoquée par la 3e injection de sérum, les organes hémopoïétiques du malade ayant été mis en suractivité par cette crise hématique avant cette injection.

En résumé, le malade, soumis aux injections de sérum de lapin préalablement saigné, a gagné, pendant les 70 jours (dont 31 de fièvre et de suppuration) que nous l'avons observé, 2.170.000 hématies environ par millimètre cube, et le taux de l'hémoglobine a presque triplé.

B. — Malades traités par le sérum de lapin préalablement saigné et desséché

Chaque fois que nous avons préparé ce sérum desséché, nous avons mesuré la quantité de sérum liquide employé et pesé le résidu. Nous pouvons dire que $0^{gr}\cdot07^{centig.}$ de sérum desséché correspond à peu près à 1^{cmc.} de sérum liquide. Nous faisions absorber ce sérum desséché, sous forme de cachets, une à deux heures avant ou après les repas.

OBSERVATION VIII (personnelle)

Chlorose

B..., Marie, 19 ans, couturière, présente un teint pâle, jaune-verdâtre. Les muqueuses sont décolorées ; les gencives, la paroi buccale, les conjonctives sont à peine rosées.

L'haleine est courte ; essoufflement et dyspnée au moindre effort. L'appétit est capricieux et fortement diminué.

La malade a été réglée pour la première fois à 15 ans et demi, et depuis, les règles ont été irrégulières, peu abondantes, quelquefois espacées de quatre et cinq mois.

On ne trouve rien à l'auscultation des poumons et du cœur. Le stéthoscope, appliqué à la région sus-claviculaire droite, ne fait percevoir aucun souffle.

Malgré ces symptômes, la malade a toujours continué à travailler.

Elle a eu une scarlatine légère un mois avant qu'elle ne se présente à nous, mais les symptômes d'anémie existaient déjà auparavant. Ils existent, d'après les dires de la malade, depuis plusieurs années.

Le 28 janvier, nous examinons la malade ; nous la mettons à un régime ordinaire ; nous n'instituons aucune autre médication que le sérum desséché ; en outre, la malade n'entre pas à l'hôpital et continue à travailler.

Voici les résultats des différents examens de sang :

Dates	Hématies	Hémoglobine
28 Janvier 1908	3.534.000	95
id·	1er cachet de 0,95clg de sérum desséché.	
31 Janvier	4.402 000	104
4 Février	3.875.000	111
5 Février	2e cachet de 0,75clg de sérum desséché.	
7 Février	5.146.000	120
10 Février	4.681.000	110
13 Février	4.185.000	118
18 Février	4.154.000	115
id.	3e cachet de 0,85clg de sérum desséché.	
20 Février	5.084 000	125
24 Février	4.681.000	114
29 Février	4.526.000	115
7 Mars	3.999 000	115
12 Mars	4.464.000	112
id.	4e cachet de 0,85clg de sérum desséché.	
14 Mars	4.712.000	115
16 Mars	4.650.000	121
20 Mars	4.650.000	120

Le 24 février, les règles qui étaient supprimées depuis plusieurs mois sont apparues. Elles furent normales comme quantité et indolores. L'état général est assez amélioré. Les symptômes signalés au début du traitement se sont très atténués.

Comme on peut s'en rendre compte par l'examen du tableau ci-joint, chaque absorption de sérum desséché a été suivie d'une hyperglobulie et d'une augmentation du taux de l'hémoglobine. Ces variations ont été immédiates et ont été constatées dans les deux ou trois jours suivants.

Après le 1er cachet, on note au 3e jour, une

— 35 —

hyperglobulie de 868.000 hématies et l'hémoglobine
passe de 95 à 104 %.

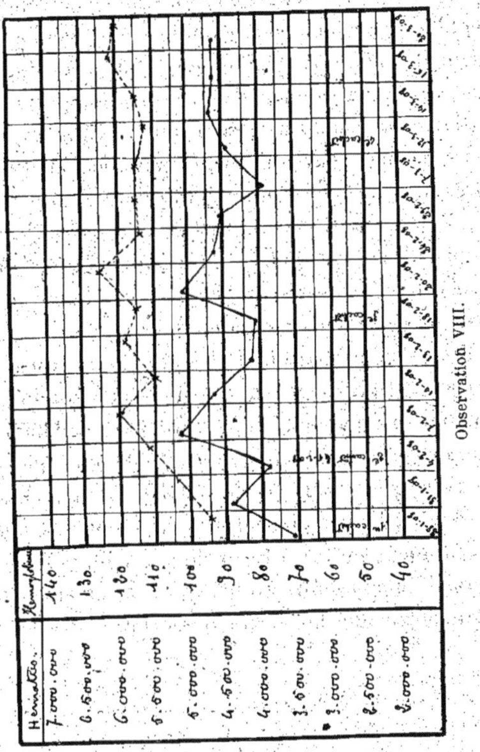

Après le 2e cachet, le nombre des hématies
augmente de 1.300.000 environ au 3e jour et
l'hémoglobine passe de 111 à 120 %.

Après le 3e cachet mêmes résultats. L'hyperglobulie atteint 930.000 hématies et l'hémoglobine passe de 115 à 125 °/₀.

Après le 4ᵉ cachet on note une nouvelle augmentation de 500.000 globules et l'hémoglobine augmente d'abord légèrement, puis considérablement les jours suivants.

Il est à remarquer que l'hyperglobulie, après le 1ᵉʳ cachet, était fortement diminuée au 8ᵉ jour. Après le 2ᵉ cachet, elle était encore appréciable au 13ᵉ jour : après le 3ᵉ cachet elle existait encore en partie au 22ᵉ jour ; enfin après le 4ᵉ cachet l'hyperglobulie persistait encore quand nous avons cessé nos examens de sang 8 jours après.

En résumé, pendant les 52 jours que nous avons pu observer la malade, le nombre des hématies a augmenté de 1.116.000 et l'hémoglobine est passée de 95 à 120 °/₀. Notons que dans le cas présent nous avions affaire à une chlorose qui durait depuis plusieurs années, que la malade a continué son travail, qu'elle n'a été soumise à aucune alimentation spéciale, ni à aucune médication autre que le sérum desséché.

Observation IX (personnelle)

Chlorose

B... Julienne, ménagère, 16 ans, présente une légère décoloration des muqueuses et des conjonctives. La face est pâle. L'appétit est diminué. Assez souvent cette jeune fille se plaint de céphalée le soir. Malgré son aspect assez robuste, elle est vite fatiguée, facilement essouflée. Les règles sont irrégulières ; la malade n'a pas été réglée depuis le mois de Septembre 1907, c'est-à-dire depuis quatre mois. L'auscultation du cœur et des poumons ne permet de déclarer aucune lésion appréciable. Tous ces symptômes de chlorose existent depuis un an environ.

La malade est mise à une alimentation ordinaire ; de plus nous la laissons continuer à travailler. Nous lui faisons prendre plusieurs cachets de sérum desséché.

Voici les résultats des examens du sang :

DATES	HÉMATIES	HÉMOGLOBINE
7 Février 1908	4.681.000	99
»	1er cachet de 0.75cig de sérum desséché.	
10 Février	5 580.000	95
13 Février	4.500.000	90
18 Février	5.115.000	115
»	2° cachet de 0,85cig de sérum desséché.	
20 Février	5.425.000	110
24 Février	4.960.000	106
29 Février	4 774.000	100
7 Mars	4.526.000	110
12 Mars	4.247.000	100
»	3e cachet de 0.85cig de sérum desséché.	
14 Mars	5.084.000	103
16 Mars	4.495.000	105
20 Mars	4.681.000	95

Le 24 février, les règles qui étaient supprimées depuis quatre mois sont apparues et ont été normales. L'état général s'est modifié légèrement. Il n'y a plus de céphalée.

Chez cette malade chaque absorption de cachet a été suivie d'une hyperglobulie ; l'hémoglobine a peu varié.

Après le 1er cachet, nous avons constaté une

hyperglobulie de 909.000 ; l'hémoglobine a diminué, tout au moins au début.

Après le 2ᵉ cachet, nous avons noté une nou-

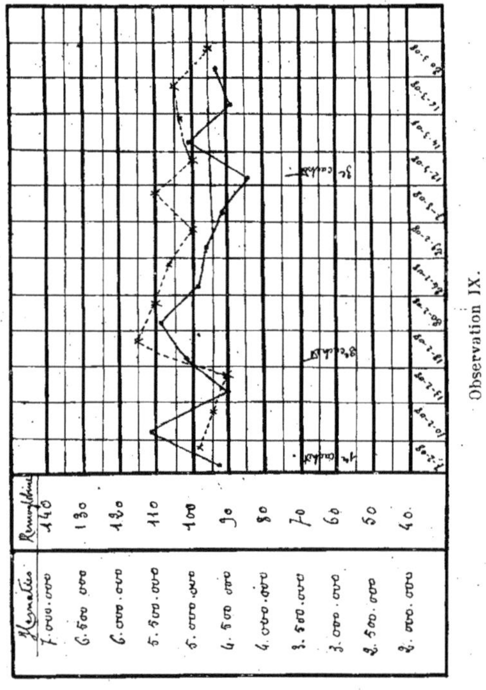

velle hyperglobulie de 600.000 globules environ. L'hémoglobine a encore légèrement diminué.

Après le 3ᵉ cachet, nous trouvons une nouvelle hyperglobulie de 837.000 environ ; l'hémoglobine augmente légèrement au début, pour décroître assez rapidement les jours suivants,

En somme, pendant les 42 jours que nous avons observé la malade, la formule hématologique, après s'être améliorée au début, n'a pas présenté une modification durable. Le nombre des hématies, au dernier examen, est revenu à ce qu'il était au début : Le taux de l'hémoglobine, comparé à celui du début, est même un peu diminué.

C. — Malades traités par les injections de sérum de lapin préalablement saigné, associées au protoxalate de fer.

OBSERVATION X (personnelle)

Chlorose grave

R..., Fernande, 14 ans, se présente le 7 décembre 1907, à la consultation de M. le Professeur agrégé DELÉARDE, à l'hôpital Saint-Sauveur. Cette malade présente un teint pâle, légèrement jaune-verdâtre. Les muqueuses buccales et gingivales sont assez fortement décolorées, ainsi que les conjonctives. Depuis quelque temps, on a constaté un certain degré d'amaigrissement. Le matin et le soir, la malade se plaint de douleurs de tête. Au moindre effort, surviennent des palpitations et de l'essoufflement. Dès que la malade reste debout, elle perçoit des bourdonnements d'oreille et des vertiges.

L'enfant, qui, auparavant, était très gaie et très vive, est depuis quelques mois sans entrain, s'intéressant peu à tout ce qui se passe autour d'elle.

L'appétit est capricieux et fortement diminué.

A l'auscultation, rien aux poumons ni au cœur. Pas de souffles aux jugulaires.

La malade a été réglée à 12 ans. Depuis lors, les règles ont toujours été très abondantes et très irrégulières.

La malade n'entre pas à l'hôpital. Nous lui conseillons le repos au lit, l'alimentation ordinaire et nous lui injectons, sous la peau du bras, du sérum de lapin préalablement saigné.

Voici les résultats des différents examens de sang :

Dates	Hématies	Hémoglobine
7 Décembre 1907	2.511 000	45
id.	1re injection de 5cmc de sérum de lapin préalablement saigné.	
9 Décembre	3.968.000	50
13 Décembre	3.503.000	57
19 Décembre	3.224.000	60
24 Décembre	2.852.000	55
27 Décembre	2e injection de 8cmc de sérum (recueilli depuis le 24-12-07).	
30 Décembre	3.379.000	57
3 Janvier 1908	3.379.000	55
9 Janvier	3.131.000	56
13 Janvier	3e injection de 5cmc de sérum. On donne 0.40ctg de protoxalate de fer par jour.	
15 Janvier	4.433.000	60
18 Janvier	4.540.000	70
23 Janvier	4.681.000	80
30 Janvier	5.177.000	91
6 Février	5.022.000	100
id.	on ne donne plus que 0.40 de protoxalate de fer tous les deux jours.	
12 Février	4.774.000	100
id.	on supprime complètement le protoxalate de fer.	
20 Février	4.557.000	109

20 Février   4e injection de 10^{cmc} de sérum
22 Février   5.673.000   110
25 Février   4.681.000   105
 2 Mars   4.774.000   114
12 Mars   4.619.000   120

A la suite des deux premières injections de sérum,
la malade a éprouvé des douleurs au niveau de la
région où nous avions pratiqué l'injection, sans qu'il
fût possible de constater du gonflement ou de l'inflammation. En outre, après la deuxième injection, cette
malade nous a dit avoir présenté une éruption pendant quelques heures.

En janvier et en février, les règles sont apparues
en quantité presque normale, sans douleurs, et régu-
lières.

Dès le 23 janvier, 10 jours après que nous avions
ajouté le protoxalate de fer, la malade se plaignait de
douleurs d'estomac attribuables probablement à cette
médication.

Le 30 janvier, les douleurs d'estomac ont persisté.
Malgré cela, la malade présente un teint franchement
rosé. L'on constate une amélioration très sensible. Il
n'y a plus de vertiges, de palpitations de céphalée.
La malade se lève et se promène sans éprouver de
fatigue.

Du 6 au 12 février, le protoxalate de fer est très mal
supporté. Il y a eu plusieurs fois des vomissements.
Nous sommes obligés de supprimer complètement cette
médication le 12 février. Enfin, le 12 mars, lors du
dernier examen, l'amélioration de l'état général s'est
encore accentuée, et tous les symptômes précédemment
signalés sont disparus.

Cette observation est très intéressante

Après la 1re injection de sérum, nous avons

obtenu, comme dans les cas précédents, une hyperglobulie qui, au 2ᵉ jour, atteint 1.457.000 globules

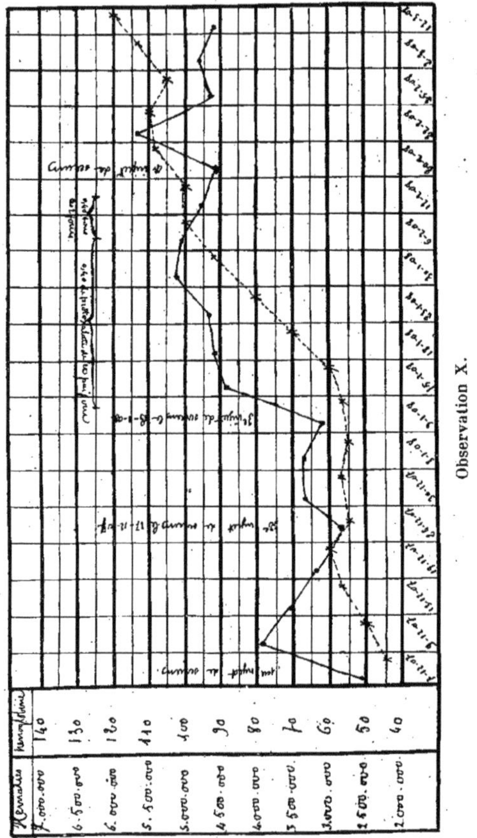

rouges par millimètre cube. Cette hyperglobulie
décroît peu à peu et, 17 jours après la 1ʳᵉ injection, elle dépasse encore 3oo.ooo.

L'hémoglobine a augmenté parallèlement au nombre des hématies et a suivi ces mêmes variations.

Après la 2e injection de sérum, pratiquée 17 jours après la première, on constate une nouvelle hyperglobulie, moins considérable toutefois que la première, et elle atteint 5oo.ooo environ le 2e jour. L'hémoglobine a peu varié. Cette hyperglobulie se maintient intégralement pendant 5 jours, puis décroît de telle sorte que, 12 jours après la 2e injection, elle atteint encore 3oo.ooo globules environ.

En résumé, en 33 jours de traitement uniquement constitué par deux injections de sérum, la malade a gagné 6oo.ooo hématies par millimètre cube, et l'hémoglobine est passée de 45 à 56 °/o.

Dans la seconde partie de cette observation nous associons le protoxalate de fer à la 3e injection de sérum ; deux jours après, nous constatons une hyperglobulie de plus de 1.3oo.ooo et une augmentation du taux de l'hémoglobine, dans des proportions moins considérables cependant.

Les jours suivants les courbes représentant l'hémoglobine et les hématies continuent leur ascension sans aucune rémission, de telle sorte que, le 3o janvier, c'est-à-dire 17 jours après la 3e injection de sérum et pendant lesquels la médication ferrugineuse a été appliquée sérieusement, le nombre des hématies a augmenté de plus de 2.ooo.ooo par millimètre cube et l'hémoglobine est passée de 56 à 91 °/o.

Après le 3o janvier, la malade a pris les cachets
de protaxalate de fer moins régulièrement, puis les
a définitivement supprimés le 12 février : le nombre
des hématies commence à baisser lentement, tandis
que la courbe de l'hémoglobine continue son
ascension.

En somme, notre malade, du 13 janvier au 12
février, pendant les 3o jours qu'elle a été soumise
au traitement par le sérum et le protaxalate de
fer, a gagné 1.643.000 hématies par millimètre
cube, et le taux de l'hémoglobine est passé de 56
à 100 °/o.

Sous l'influence d'une 4e injection de sérum,
sans protoxalate de fer, nous obtenons, deux jours
après, une hyperglobulie de plus de 1.100.000
globules ; l'ascension de l'hémoglobine s'accentue
de plus en plus. Cette nouvelle hyperglobulie ne
se maintient pas, et 5 jours après l'injection,
elle n'atteint plus que 125.000 hématies par millimètre cube. Le taux de l'hémoglobine continue
à augmenter.

En résumé, la malade, atteinte de chlorose grave,
sous l'influence du traitement institué, a gagné en
96 jours 2.108.000 hématies par millimètre cube, et
le taux de l'hémoglobine est passé de 45 à 120 °/o,
c'est-à-dire a presque triplé. En outre, comme
nous l'avons dit dans l'observation, l'état général
a été fortement amélioré ; tous les symptômes de
la chlorose sont disparus.

Observation XI

(*inédite*, de M. J. Minet)

Chloro-anémie consécutive à une tuberculose rénale

X..., 17 ans, est en traitement dans le Service de M. le Professeur Carlier pour tuberculose rénale.

A l'auscultation des poumons, on ne trouve pas de symptômes de tuberculose pulmonaire. M. le Professeur Carlier, jugeant l'état général de ce malade trop précaire pour une intervention, demande que l'on améliore cet état général.

Le malade, mis au repos au lit et au régime ordinaire, prend dans la journée 2 cachets contenant :

Protoxalate de fer. . . . $0,15^{ctg}$

Rhubarbe en poudre. . . $0,20^{ctg}$

pour un cachet.

Deux injections de sérum de lapin préalablement saigné sont pratiquées à environ 3 semaines d'intervalle.

Voici les résultats des différents examens de sang :

DATES	HÉMATIES	HÉMOGLOBINE (FLEISCHL)
27 Décembre 1907	3.038.000	40
28 Décembre	1re injection de 6^{cmc} de sérum.	
31 Décembre	3.999.000	50
3 Janvier 1908	3.627.000	54
10 Janvier	3.596.000	54
16 Janvier	3.534.000	55
17 Janvier	2e injection de 6^{cmc} de sérum.	
19 Janvier	4.929.000	59
27 Janvier	4.960.000	61
15 Février	4.960.000	62

L'état général s'est très rapidement amélioré.

Ce jeune homme mange bien, grossit et a repris des couleurs.

L'opération a été effectuée dans la deuxième quinzaine de février.

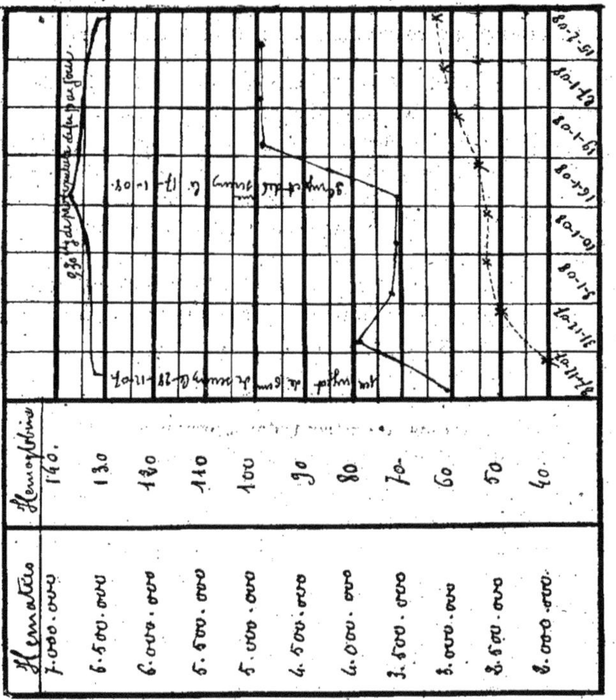

Observation XI.

Dans cette observation, nous constatons, 4 jours après la 1re injection de sérum et l'absorption de o,3o ctg. de protoxalate de fer par jour, une augmentation de 9oo.ooo hématies par millimètre cube.

L'hémoglobine a suivi une ascension parallèle. Cette amélioration s'est maintenue et, 2o jours après l'injection, l'hyperglobulie était encore de plus de 500.000 ; l'hémoglobine était passée de 40 à 55 %.

Après la 2ᵉ injection, on constate au 2ᵉ jour une hyperglobulie de 1.395.000 globules et l'hémoglobine augmente sensiblement. Cette hyperglobulie se maintient encore intégralement 29 jours après la 2ᵉ injection.

En somme, ce malade, présentant une lésion tuberculeuse localisée, cause fort probable de son anémie, a gagné, pendant les 50 jours qu'on l'a observé, près de 2.000.000 d'hématies par millimètre cube, et l'hémoglobine est passée de 40 à 62 %.

Observation XII (personnelle)

Chloro-anémie consécutive à une angine non diphtérique
(traitée par le protoxalate de fer et le cacodylate de soude)

B..., Eugène, 6 ans, entre le 30 janvier 1908 dans le Service de M. le Professeur agrégé Deléarde, pour angine non diphtérique. A la suite de cette angine, l'état général de cet enfant s'est fortement altéré. Il est amaigri, pâle ; les muqueuses sont décolorées. Le malade, depuis son entrée dans le service, présente des vomissements dès qu'il absorbe quelque aliment.

Le 21 février, ces vomissements cessent. On donne alors à l'enfant du lait, du bouillon, trois jaunes d'œufs par jour ; pas de légumes. L'enfant est faible, ne peut rester levé sans être vite fatigué.

Le 25 février, nous pratiquons le premier examen de sang, puis nous donnons 0,20ᶜᵗᵍ de protoxalate de fer par jour ; en outre, on fait tous les deux jours une injection de 0,05^{ctg} de cacodylate de soude.

Voici les résultats des examens de sang :

DATES	HÉMATIES	HÉMOGLOBINE
25 Février 1908	3.503.000	80
id.	on donne 0,20 de protoxalate par jour ; inject. de 0,05 de cacodylate tous les 2 jours.	
27 Février	3.906.000	88
4 Mars	4.464.000	95
9 Mars	4.588.000	100
10 Mars	on supprime le protoxalate de fer jusqu'au 16-3-08.	
13 Mars	4.371.000	106
16 Mars	on redonne 0,20 de protoxalate par jour.	
19 Mars	4.061.000	100

L'enfant sort le 21 mars, l'état général amélioré.

Cette observation, trop courte à notre gré, montre cependant quelques faits intéressants : nous voyons qu'ici le nombre des hématies augmente progressivement ; on ne constate pas de ces hyperglobulies atteignant 900.000, 1.000.000 de globules en deux jours, comme cela arrive souvent à la suite des injections de sérum de CARNOT. Cette augmentation progressive est constatée jusqu'au jour où l'on cesse le protoxalate de fer. Ensuite, le nombre des hématies diminue ; il était même encore en décroissance trois jours après que la médication martiale avait été rétablie.

L'hémoglobine a toujours augmenté sans présenter de rémission.

En résumé, sous l'influence du traitement ins-

titué, l'enfant a gagné en vingt-trois jours 558.000
hématies par millimètre cube et le taux de l'hémoglobine a augmenté de 80 à 100 °/₀.

Observation XII.

D. Malades traités par les injections de sérum de première et de troisième saignée

a) Sérum de première saignée :

OBSERVATION XIII (personnelle)

Chlorose

L..., Berthe, 17 ans, bonne, se présente à notre examen le 11 février 1908. Les muqueuses sont décolorées, les téguments sont pâles et la face présente un teint jaune verdâtre.

La malade se plaint d'essoufflement au moindre effort. A l'auscultation, on perçoit à la région précordiale un souffle doux, inorganique ; rien aux poumons.

Les règles sont douloureuses et irrégulières.

L'appétit est diminué. Tous ces troubles sont apparus, d'après les dires de la malade, depuis 3 mois environ.

Nous mettons la malade au régime ordinaire et au repos. Voici les résultats des différents examens de sang :

DATES	HÉMATIES	HÉMOGLOBINE
11 Février 1908	3.906.000	55
12 Mars	3.627.000	58
»	injection de 6cmc de sérum de 1re saignée	
14 Mars	3.937.000	60
17 Mars	4.154.000	62
20 Mars	4.216.000	63

Cette malade étant pressée de reprendre le travail, nous arrêtons là l'expérience et nous la soumettons à une autre médication.

(Voir la courbe des résultats hématologiques, p. 72.)

Comme on le voit, l'injection du sérum de
1re saignée a été suivie d'une légère augmentation du nombre des hématies (3oo.ooo par millimètre cube) et du taux de l'hémoglobine. Cette
amélioration constatée au 2e jour, se maintenait
encore et s'était même légèrement accrue au 8e jour.
Notons que l'hyperglobulie, constatée après l'injection, est bien moins importante que celle constatée
généralement à la suite de l'injection de sérum
de 2e saignée.

Observation XIV (personnelle)

Chloro-anémie

V..., Jeanne, 15 ans, couturière, se présente à
notre examen le 14 mars 1908. Cette jeune fille présente des palpitations à la suite de tout travail un
peu fatigant.

Rien au cœur ni aux poumons.

Les règles sont douloureuses et un peu irrégulières.

La malade continue à travailler et est mise au
régime ordinaire.

Résultats des examens de sang :

DATES	HÉMATIES	HÉMOGLOBINE
14 Mars 1908	4.340.000	115
id. injection de 5cmc de sérum de 1re saignée		
16 Mars	4.681.000	110
20 Mars	4.371.000	107
24 Mars	4.123.000	107

(Voir la courbe des résultats hématologiques p. 72.)

Nous ne prolongeons pas l'expérience et nous soumettons la malade à une autre médication.

Comme on le voit, l'injection de sérum de
1re saignée est suivie d'une légère hyperglobulie.

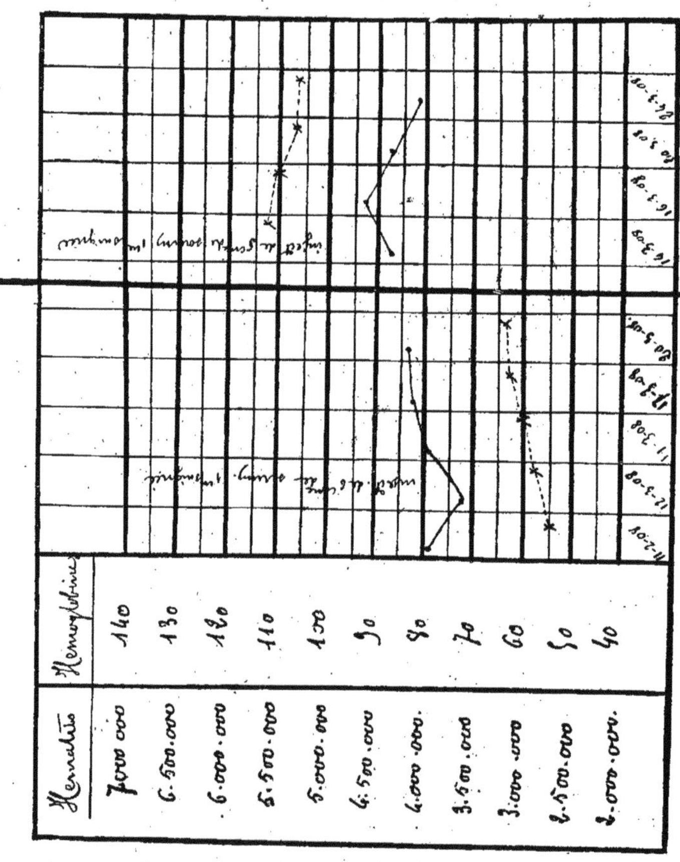

Elle atteint 340.000 hématies par millimètre
cube au 2e jour, mais elle diminue rapidement,

de telle sorte que, 10 jours après l'injection, le nombre des hématies est inférieur à celui trouvé lors de la première numération. L'hémoglobine a un peu diminué.

En résumé, dans ces deux observations, où nous avons employé le sérum de 1ʳᵉ saignée, nous n'avons obtenu qu'une légère hyperglobulie. L'hémoglobine, dans les deux observations, a été peu influencée.

b) *Sérum de troisième saignée*. (Pour préparer ce sérum, nous faisions les trois saignées à vingt-quatre heures d'intervalle. A chaque saignée, nous prélevions 20 à 25 cmc de sang.)

OBSERVATION XV (personnelle)

Chloro anémie légère.

V..., Germaine, 14 ans, entre dans le Service de Médecine des Enfants, à l'hôpital Saint-Sauveur, en décembre 1907. La malade se plaint de douleurs intercostales. Elle est amaigrie, faible, et les règles sont irrégulières et douloureuses. Les muqueuses et la peau sont légèrement décolorées.

Rien aux poumons ni au cœur.

La malade est soumise au repos au lit et au régime ordinaire.

Résultats des examens de sang :

DATES	HÉMATIES	HÉMOGLOBINE
20 Décembre 1907	4.681.000	85
id.	injection de 10ᶜᵐᶜ de sérum de 3ᵉ saignée.	

23 Décembre	4.216.000	92
27 Décembre	4.309.000	94
3 Janvier 1908	4.743.000	95
10 Janvier	4.402.000	100

La malade sort le 12 janvier, sans qu'on ait pu constater d'amélioration de l'état général.

(Voir la courbe des résultats hématologiques, p. 75.)

Dans cette observation, l'injection de sérum de 3e saignée a été suivie d'une hypoglobulie qui atteignait plus de 400.000 par millimètre cube au 3e jour. L'hémoglobine a augmenté.

Après une légère augmentation constatée 11 jours après l'injection, amélioration qui ne se maintient pas, la malade présente, au 20e jour après le début du traitement, une diminution du nombre des hématies en comparaison de celui trouvé au premier examen de sang.

OBSERVATION XVI (personnelle)

Chloro-anémie légère, consécutive à une angine

F..., Claire, 11 ans, entre à l'hôpital St-Sauveur, en décembre 1907, pour angine pultacée. Le teint est légèrement pâle, les muqueuses décolorées.

L'angine guérie, nous mettons la malade au régime ordinaire, au repos au lit. Nous lui injectons du sérum de lapin de 3e saignée.

DATES	HÉMATIES	HÉMOGLOBINE
18 Décembre 1907	5.563.000	90

18 Décembre injection de 5cmc de sérum de 3e saignée.

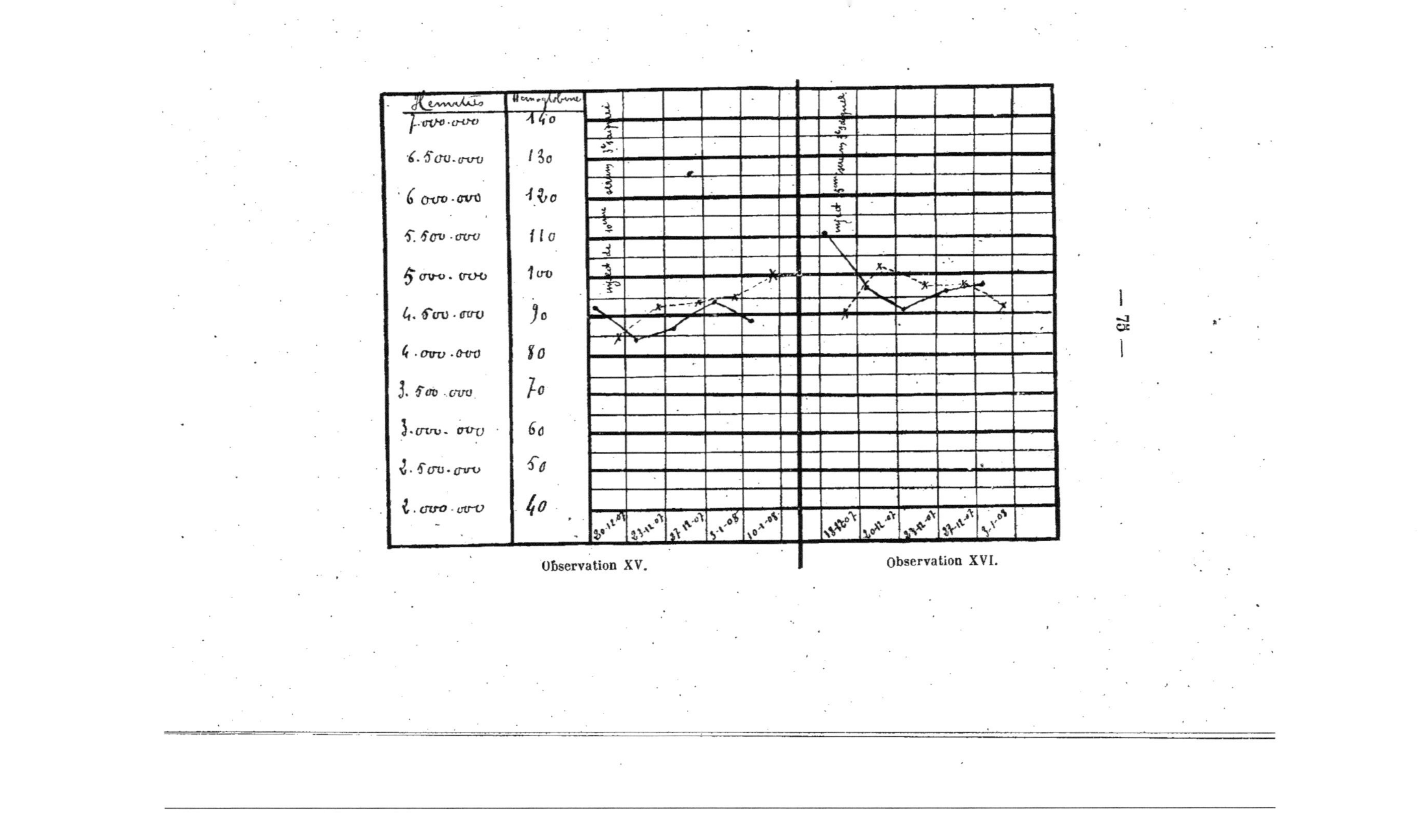

Hématies	Hémoglobine
7.000.000	140
6.500.000	130
6.000.000	120
5.500.000	110
5.000.000	100
4.500.000	90
4.000.000	80
3.500.000	70
3.000.000	60
2.500.000	50
2.000.000	40

Observation XV.

Observation XVI.

20 Décembre	4.867.000	102
23 Décembre	4.587.000	98
27 Décembre	4.805.000	98
3 Janvier 1908	4.898.000	92

La malade sort le 4 janvier, sans amélioration marquée de l'état général. (Voir la courbe des résultats hématologiques, page 75.)

Ici encore, nous constatons, à la suite de l'injection de sérum de troisième saignée, une hypoglobulie qui atteignait 500.000 environ le deuxième jour. Après quelques variations, qu'on peut suivre sur la courbe correspondante, la malade sort 16 jours après l'injection, ayant perdu à peu près 500.000 hématies par millimètre cube. L'hémoglobine a légèrement varié.

En résumé, dans ces deux observations, à la suite de l'injection de sérum de troisième saignée, nous avons obtenu une diminution du nombre des hématies ; cette hypoglobulie persistait encore 16 et 20 jours après l'injection.

CHAPITRE V

Résultats obtenus avec le sérum de lapin préalablement saigné. — Discussion

Après avoir rapporté les observations de J. MINET et de P. SONNEVILLE et les nôtres, il convient d'examiner les résultats obtenus et de les discuter.

Ces observations confirment les faits avancés au point de vue clinique par CARNOT et Melle Cl. DEFLANDRE. Les injections de sérum de lapin préalablement saigné provoquent chez les anémiques une hyperglobulie, souvent fort considérable, atteignant parfois plus d'un million en deux jours.

Dans les cas d'anémie légère (Obs. II et III, par exemple), cette hyperglobulie persiste très longtemps et, parfois, une seule injection de sérum (Obs. III) suffit à déterminer une amélioration rapide et durable de la formule hématologique.

Dans les cas graves d'anémie symptomatique, où la cause anémiante persiste (obs. V et VII), l'hyperglobulie est plus lente à se produire (au 6e, 7e jour), moins marquée, bien qu'elle atteigne encore souvent 5oo.ooo, 7oo.ooo et quelquefois 1 million par millimètre cube. Elle a tendance à rétrocéder si la cause persiste ; mais, dans la grande majorité des cas, une nouvelle injection la reproduit..

Remarquons cependant que dans l'observation V, la dernière injection a été suivie d'une très légère augmentation du nombre des hématies et que, même dans l'observation VII, elle a amené une légère hypoglobulie. Dans les cas de chloro-anémie très marquée (Obs. I) et de chlorose (1re partie de l'observation X) le sérum de CARNOT détermine également une hyperglobulie rapide et considérable, atteignant souvent 1 million en quelques jours, et se maintenant en partie 10 à 15 jours ; on peut également la provoquer à nouveau par une seconde injection de sérum.

L'hémoglobine est, dans la plupart des cas, très heureusement influencée.

Le sérum sec (Observations VIII et IX), employé dans deux cas de chlorose, s'est montré doué des mêmes propriétés que le sérum liquide. Il produit des hyperglobulies aussi considérables (800.000, 900.000, parfois 1 million d'hématies par millimètre cube), aussi rapides, mais se maintenant peut-être un peu moins longtemps. Dans les 2 cas où nous l'avons utilisé, nous avons constaté (Obs. VIII) une amélioration très sensible, et un échec complet (Obs. IX).

L'association des injections de sérum de CARNOT à la médication ferrugineuse nous a donné des résultats très encourageants dans les deux cas que nous avons observés (Obs. X et XI).

Certes il n'est point possible d'établir une comparaison rigoureuse entre ces deux observations et l'observation XII, où il s'agit d'un cas de chloro-anémie traité par le protoxalate de fer associé au cacodylate de soude ; les causes anémiantes : l'âge, l'état général, ne sont pas les mêmes dans ces trois observations. Cependant, si nous prenons l'observation XI, où il s'agit d'une chloro-anémie symptomatique d'une lésion rénale tuberculeuse, nous avons constaté que ce malade a gagné en trente-et-un jours près de 2.000.000 d'hématies, que son hémoglobine est passée de 40 à 61 %, résultats qui se maintenaient encore dix-neuf jours après. Si, d'autre part, nous considérons que dans le cas de l'observation XII, il s'agissait d'une chloro-anémie consécutive à une angine non diphtérique, que cette cause ne persistait plus lors de l'application du traitement, nous voyons que notre malade a gagné, en vingt-trois jours, 558.000 hématies, et que son hémoglobine est passée de 80 à 100 %. Ne sommes-nous pas un peu autorisé, devant ces faits, à penser que le traitement de l'anémie par les injections de sérum de CARNOT associées à la médication martiale est préférable au traitement ferrugineux seul ? D'autres arguments plaident encore en faveur de cette assertion :

Dans le livre de HAYEM, nous voyons une chlorotique (Obs. V) qui avait 1.985.000 hématies ; deux mois plus tard, sous l'influence de la médication martiale, elle a 4.137.000. La valeur globu-

laire est passée de o,59 à o,83. Elle a donc gagné
2.152.000 hématies en deux mois.

Dans une observation de. Nothnagel, une chlorotique passe, en 1 mois, de 2.913.000 à 4.578.000
hématies sous l'influence de la même médication.
Elle a donc gagné 1.659.000 en 1 mois. Or, dans
l'observation X, où il s'agissait d'une chlorotique
traitée par le protoxalate. de fer et le sérum de
Carnot, nous voyons qu'en 17 jours, du 13 au
30 janvier, la malade a gagné plus de 2.009.000
de globules rouges par millimètre cube et que
l'hémoglobine est passée de 56 à 91 °/.

Ces faits semblent donc nous autoriser à dire
que le sérum de lapin préalablement saigné est un
bon adjuvant de la médication ferrugineuse.

Enfin, conformément aux faits signalés par les
auteurs, le sérum de lapin de 1re saignée ne
détermine qu'une faible hyperglobulie (Obs. XIII
et XIV); le sérum de 3e saignée, préparé comme
nous l'avons indiqué, détermine généralement de
l'hypoglobulie (Obs. XV et XVI).

Si nous nous reportons aux travaux de P. Carnot;
si nous considérons que cet auteur a noté : 1° *dans
le sang*, une augmentation des hématoblastes, une
augmentation des grands mononucléaires ; 2° *dans
la moelle des animaux injectés*, une suractivité
considérable, une quantité anormale d'hématies
nucléées et de formes de divisions, nous pouvons
admettre qu'il s'agit bien, dans les phénomènes
que nous avons constatés, d'une hyperglobulie

réelle, d'une suractivité intense des organes hémopoïétiques.

Certes, beaucoup des observations que nous
rapportons sont susceptibles de critiques. Dans
beaucoup d'entr'elles, l'examen du sang n'a été
pratiqué qu'une fois avant l'injection de sérum,
ce qui paraît insuffisant.

Chez plusieurs de nos malades, le repos au lit,
des conditions hygiéniques meilleures que celles
auxquelles ils étaient habitués, ont dû passable-
ment aider à produire les résultats constatés;
néanmoins, plusieurs observations et, entre autres,
l'observation VIII, où il s'agit d'une chlorotique qui
a continué à travailler sans changer de milieu,
prouvent suffisamment qu'il ne faut pas exagérer
l'importance de ces faits.

A propos des résultats de nos observations, une
dernière remarque s'impose : certains cas de chloro-
anémie (Obs. VI et IX) ont été peu ou pas amé-
liorés par le sérum de lapin préalablement saigné.
Certes, nous pourrions chercher beaucoup de rai-
sons pour expliquer ces insuccès. Qu'il nous suf-
fise de tirer, à propos de cette médication, une
conclusion applicable à beaucoup d'autres médi-
cations employées dans les mêmes conditions :
elle améliore souvent, elle échoue quelquefois.

CHAPITRE VI

Observations des malades traités par les injections de sérums thérapeutiques

Après avoir appliqué le sérum de lapin préalablement saigné au traitement de l'anémie, il était intéressant de rechercher l'action des sérums thérapeutiques sur l'évolution de la même affection. Depuis longtemps, l'on savait qu'ils déterminent chez l'homme de l'hyperglobulie et de l'hyperleucocytose ; il était donc intéressant de savoir quels étaient les caractères de ces phénomènes, quelles analogies ils peuvent avoir avec ceux constatés à la suite de l'injection du sérum de CARNOT.

Parmi les sérums thérapeutiques, nous avons choisi le sérum antidiphtérique et le sérum antitétanique liquide et desséché.

OBSERVATION XVII (personnelle)

Chloro-anémie consécutive à un ulcère de l'estomac

A..., Marguerite, 25 ans, ménagère, est entrée dans le Service de M. le Professeur COMBEMALE pour hématémèses abondantes et répétées. Ces hématémèses ont beaucoup affaibli la malade, dont l'état est resté grave pendant 15 jours environ. On pose le diagnostic d'ulcère de l'estomac.

Quand nous voyons la malade, nous la trouvons déjà à la période de convalescence. Elle présente encore des vertiges, une faiblesse assez marquée. Elle est au régime lacté avec quelques œufs et un peu de purée de légumes. Repos complet au lit.

A l'auscultation, on trouve quelques signes de tuberculose du sommet gauche, signes que la malade ne présentait pas à son entrée.

Voici les résultats des divers examens de sang :

Dates	Hématies	Hémoglobine
11 Janvier 1908	4.402.000	99
13 Janvier	1re inject. de 5cmc de sérum antidiphtérique.	
17 Janvier	5.117.000	106
22 Janvier	4.650.000	95
29 Janvier	4.154.000	100
id.	2e inject. de 10 cmc de sérum antidiphtérique	
1er Février	6.324.000	111
5 Février	5.580.000	120
8 Février	5.580.000	127
9 Février: la malade sort de l'hôpital et reprend le travail		
13 Février	4.619.000	113
id.	3e inject. de 10cmc de sérum antidiphtérique	
17 Février	5.611.000	109
21 Février	5.704.000	116
28 Février	5.208.000	120

Pendant tout le temps que nous l'avons observée, la malade n'a pris aucune médication reconstituante et son régime a toujours consisté en lait, œufs et quelques légumes. L'état général s'est sensiblement amélioré.

Dans cette observation, nous constatons qu'à la
suite de chaque injection il y a une hyperglobulie

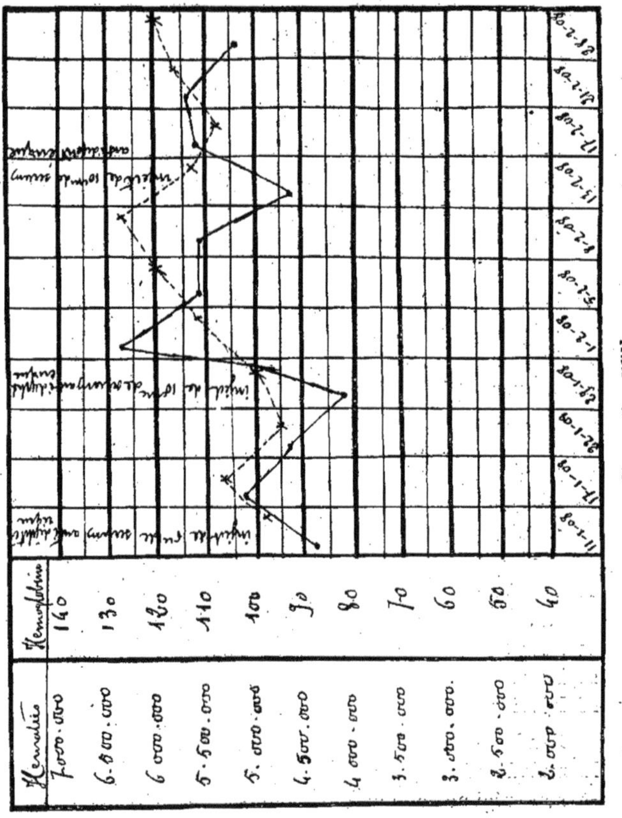

très marquée et une ascension parallèle de l'hémoglobine.

Après la première injection, nous trouvons une hyperglobulie de 715.000 hématies et une ascension de l'hémoglobine : 18 jours après, le nombre des hématies était tombé plus bas que celui trouvé à la première numération. L'hémoglobine est revenue au point de départ.

Après la deuxième injection, on constate au troisième jour une hyperglobulie considérable (plus de 2 millions d'hématies par millimètre cube) et l'hémoglobine passe de 100 à 111 %. 15 jours après l'injection, l'hyperglobulie est encore de 500.000 hématies par millimètre cube.

Après la troisième injection, on constate au quatrième jour une nouvelle hyperglobulie qui atteint 1 million. 11 jours après elle était encore de 600.000 hématies environ par millimètre cube.

En résumé, pendant les 48 jours que nous avons observé la malade, le nombre des hématies a augmenté de 800.000 par millimètre cube ; l'hémoglobine est passée de 99 à 120 %.

Observation XVIII (personnelle)

Chloro-anémie légère

B....., Héloïse, 8 ans, entre le 7 février 1908 dans le Service de M. le Professeur agrégé Deléarde pour de la toux : à la percussion, on trouve une légère matité dans les espaces inter-scapulo-vertébraux. L'auscultation fait entendre un souffle dans ces mêmes régions. Le signe de Schmidt est négatif. Pas de toux coqueluchoïde. On pose le diagnostic d'adénopathie trachéo-bronchique légère.

Les muqueuses sont pâles, décolorées. L'enfant est faible ; l'appétit diminué. L'ophtalmo - réaction est négative.

Voici les résultats des divers examens de sang :

Dates	Hématies	Hémoglobine
7 Février 1908	4.371.000	91
id.	1re injection de 10^{cmc} de sérum antidiphtérique.	
10 Février	5.332.000	105
14 Février	4.309.000	109
19 Février	4.185.000	109
id.	2e injection de 10^{cmc} de sérum antidiphtérique.	
21 Février	4.681.000	106
26 Février	5.642.000	115
2 Mars	4.650.000	105
6 Mars	5.301.000	120

La malade sort le 6 mars 1908 : l'état général est assez amélioré. Pendant le séjour à l'hôpital, la malade a été soumise au régime ordinaire. Le repos au lit à été prescrit.

Ici, comme dans l'observation précédente, nous constatons une hyperglobulie et une augmentation sensible de l'hémoglobine.

La première hyperglobulie (presqu'un million), constatée 3 jours après la 1re injection, ne s'est pas maintenue, et, 12 jours après l'injection, elle était totalement disparue. L'hémoglobine a continué à augmenter.

Après la 2e injection, on constate une nouvelle

hyperglobulie de 5oo.ooo environ le 2e jour. Après
quelques variations, cette hyperglobulie augmente
considérablement.

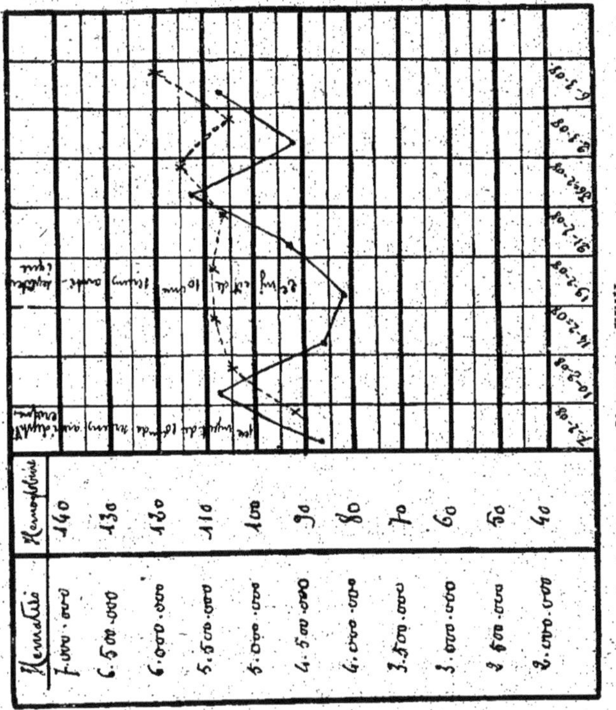

En résumé, la malade a gagné, pendant les
28 jours que nous l'avons observée, 1 million
d'hématies par millimètre cube, et le taux de
l'hémoglobine a augmenté considérablement : il est
passé de 91 à 120 %.

Observation XIX (personnelle)

Chloro-anémie

C..., Jeanne, 7 ans, entre à l'hôpital St-Sauveur en février 1908. Cette malade est pâle, d'une faiblesse extrême. Elle présente en outre de nombreux furoncles au ventre, au bras, à la poitrine. Ce mauvais état général est attribuable fort probablement à un défaut complet d'hygiène et d'alimentation substantielle. On la met au régime ordinaire. On ne lui donne aucune médication reconstituante.

Voici les résultats des examens de sang :

Dates	Hématies	Hémoglobine
14 Février 1908	2.663.000	80
15 Février	1re injection de 5cmc. de sérum antitétanique frais	
18 Février	3.193.800	85
22 Février	3.751.000	90
25 Février	3.906.000	99
29 Février	3.224.000	92
»	2e injection de 10cmc. de sérum antitétanique	
2 Mars	3.782.000	98
5 Mars	4.805.000	99
10 Mars	5.022.000	110
13 Mars	4.805.000	100

La malade sort le 14 mars, l'état général très amélioré. Elle avait gardé le repos au lit pendant les 15 premiers jours du traitement.

Dans cette observation, nous remarquons que le sérum antitétanique produit de l'hyperglobulie, comme le sérum antidiphtérique. Chaque injection a été suivie d'une augmentation considérable du

nombre des hématies et du taux de l'hémoglobine.
Notre malade, en un mois de temps, a gagné

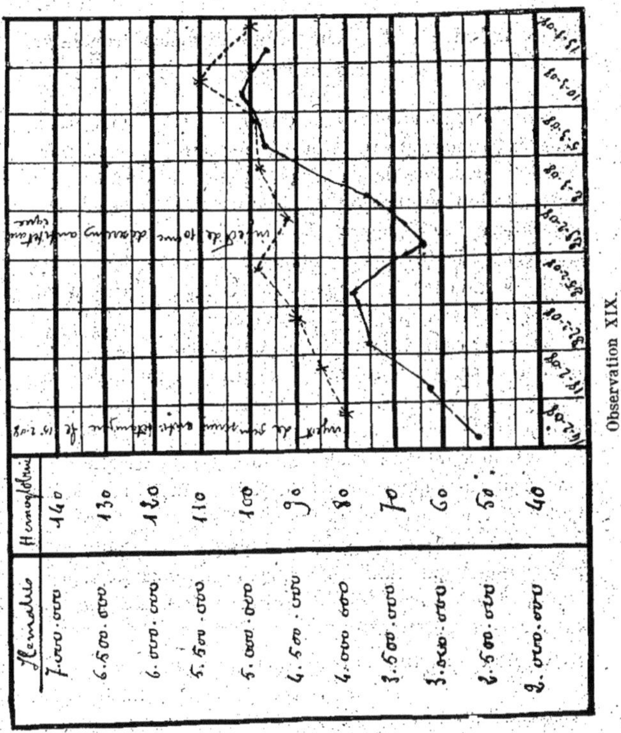

2.142.000 hématies par millimètre cube; le taux de
l'hémoglobine s'est élevé de 80 à 99 %.

Observation XX (personnelle)

**Chloro-anémie avec adénopathie, trachéo-bronchique
très marquée.**

S... Marguerite, 6 ans, entre le 23 janvier 1908,
dans le Service de M. le professeur agrégé Deléarde ;
l'enfant présente de la toux et de la dyspnée. A
l'auscultation on perçoit quelques râles de bronchite
généralisée. Subitement, la nuit, l'enfant a présenté
une crise de dyspnée, simulant l'asthme chez une
emphysémateuse. La malade présente une inspiration
humée et une expiration prolongée.

Le 6 février : l'enfant a eu depuis son entrée
plusieurs crises d'asthme survenant subitement et
laissant un assez bon état général. La température
oscille entre 37° et 38°·

On trouve de nombreux ganglions dans l'aisselle et au
cou. L'auscultation et la percussion donnent les signes
d'adénopathie trachéo-bronchique.

La numération des globules blancs a été faite et a
montré une augmentation marquée du nombre des leucocytes : 18.600 leucocytes par millimètre cube de sang. La
rate n'est pas percutable.

Résultats des différents examens de sang :

Dates	Hématies	Hémoglobine
11 Février 1908	3.999.000	75
15 Février	3.224.000	75
id.		
16 Février	1 cachet de 1 gr. de sérum antitétanique	
17 Février	sec par jour.	
18 Février	3.503.000	·79
id.	1 cachet de 1 gr. de sérum antitétanique sec.	

22 Février   4.030.000   90

id.   } 1 cachet de 1 gr. de sérum antitétanique sec.
24 Février

27 Février   4.154.000   93

id. 1 cachet de 0,5o de sérum antitétanique sec.

29 Février   4 433 000   87

4 Mars   4.371 000   9ɔ

5 Mars 1 cachet de 0,5o de sérum antitétanique sec.

7 Mars   4.216.000   91

A cette date, nous cessons le traitement. L'état général n'a nullement été amélioré.

Observation XX.

Nous remarquerons que, chez cette malade, où il y avait leucocytose et adénopathie bien marquée en diverses régions, l'absorption de cachets de sérum antitétanique sec n'a été suivie que d'une légère augmentation du nombre des hématies. L'hémoglobine a légèrement augmenté.

Fn vingt-cinq jours de traitement, la malade a gagné 200,000 hématies par millimètre cube ; l'hémoglobine est passée de 75 à 91 % ; l'état général ne s'est nullement amélioré ; nous pouvons donc conclure que le traitement institué a été sans effets sur cette variété d'anémie.

CHAPITRE VII

Résultats obtenus avec les sérums thérapeutiques. — Discussion. — Leurs analogies avec ceux donnés par le sérum de Carnot.

Comme nous venons de le voir dans le chapitre précédent, les sérums thérapeutiques déterminent, chez les anémiques, des hyperglobulies parfois considérables, atteignant souvent 700.000, 1 million et même 2 millions (Obs. XVII) par millimètre cube de sang. Ces résultats sont constatables au 2ᵉ ou 3ᵉ jour après l'injection. Le taux de l'hémoglobine est également heureusement influencé.

Ces résultats tendent à disparaître assez rapidement, surtout après la 1ʳᵉ injection (Obs. XVII et XVIII). Ils persistent en partie pendant 8 à 12 jours. Les hyperglobulies provoquées par les injections suivantes semblent persister plus longtemps.

Dans certains cas d'anémie, même légère, où la cause anémiante persiste, les résultats sont moins appréciables (Obs. XVII) et même nuls (Obs. XX), tandis qu'ils sont surprenants dans les cas où l'anémie est grave (Obs. XIX), mais dont la cause est supprimée.

Certes, ici, comme au chapitre V, nous devons faire des réserves ; nous devons tenir compte de

l'influence que peut exercer le repos, les conditions hygiéniques meilleures, l'alimentation substantielle. Il faut bien admettre que, dans l'observation XIX, par exemple, ces conditions ont contribué au résultat obtenu, mais nous croyons que,
seules, elles n'auraient pu amener, en un mois,
une augmentation de 2.142.000 hématies par millimètre cube.

Si nous considérons les résultats des deux séries
d'observations que nous venons d'exposer, nous
voyons qu'ils présentent beaucoup d'analogies :
hyperglobulie brusque en général, survenant deux
ou trois jours après l'injection de sérum ; augmentation souvent parallèle du taux de l'hémoglobine ;
tendance de l'hyperglobulie et de l'augmentation
du taux de l'hémoglobine à persister en partie,
pendant quelque temps, quand la cause de l'anémie n'existe plus ; tendance à disparaître totalement quand cette cause persiste. Peut-être est-il
possible de constater une différence dans la durée
de ces variations, et de reconnaître à l'action du
sérum de CARNOT une durée un peu plus longue.

CHAPITRE VIII

Considérations générales. — Conclusions

Quel que soit le mécanisme de l'hyperglobulie provoquée par le sérum de CARNOT et les sérums thérapeutiques, que le premier doive son action à l'*hémopoïétine* dont parle M. CARNOT, que les seconds agissent par intoxication légère amenant une sorte de réaction de défense, le but poursuivi, en appliquant ces sérums au traitement de l'anémie, est de déterminer une excitation, une stimulation de la fonction hémopoïétique, ralentie ou entravée.

Ce principe, sur lequel reposent les méthodes que nous avons expérimentées ; les résultats que nous avons obtenus dans certains cas, nous permettent d'accorder une certaine valeur à ces procédés thérapeutiques.

Les sérums antidiphtérique et antitétanique ont l'inconvénient de déterminer chez certains sujets, même à doses faibles, un malaise général et une éruption parfois très marquée ; aussi ne les conseillerons-nous pas en dehors de leurs indications habituelles. Nous les remplacerons avantageusement par le sérum de lapin préalablement saigné. Celui-ci, en effet, dans tous les cas où nous l'avons employé, n'a déterminé qu'une seule fois un léger malaise; nous n'avons jamais constaté d'éruption consécutive.

Quel sera l'avenir thérapeutique de ce sérum en Médecine clinique?

Nous le croyons, malgré tout, assez limité.

En effet, les injections de sérum de lapin préalablement saigné constituent un moyen thérapeutique assez complexe à mettre en œuvre. Le sérum sec, il est vrai, a l'avantage de supprimer l'injection toujours redoutée par le malade, mais sa préparation est plus compliquée.

En outre, la médication martiale, presque universellement employée, présente, sur le sérum de CARNOT, l'énorme avantage d'être moins coûteuse et plus facile à appliquer.

Néanmoins, dans les cas où cette thérapeutique n'aura rien donné ou sera contreindiquée, l'on pourra utilement employer la sérothérapie. Enfin, dans certains cas où il faudra agir vite, les observations X et XI nous permettent d'espérer obtenir de bons résultats par l'association de la médication martiale aux injections de sérum de lapin préalablement saigné.

CONCLUSIONS

1º Les injections de sérum de lapin préalablement saigné déterminent, dans la grande majorité des cas, chez les malades anémiques, une augmentation du nombre des hématies et du taux de l'hémoglobine. Cette augmentation débute en général assez brusquement après l'injection ; elle persiste en partie pendant quelque temps et a tendance à rétrocéder si la cause de l'anémie persiste. Elle peut être produite à nouveau par une autre injection de sérum ;

2º Le sérum desséché de lapin préalablement saigné possède les mêmes propriétés que le sérum liquide, à la dose de 0,60 à 0,80 par cachet ;

3º Le sérum de CARNOT est un bon adjuvant de la médication ferrugineuse : l'association de ces deux procédés thérapeutiques donne des résultats généralement supérieurs à ceux obtenus avec la médication martiale seule.

4º Le sérum de lapin de 1re saignée provoque en général une légère hyperglobulie, mais bien moins importante que celle déterminée par le sérum de 2e saignée. Le sérum de lapin de 3e saignée provoque plutôt de l'hypoglobulie ;

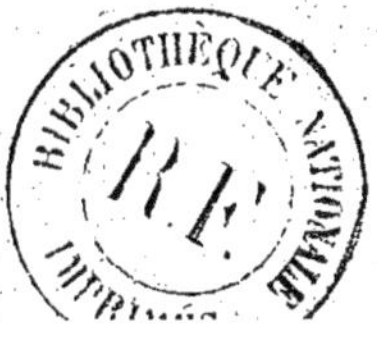

C. — 7.

5° Les sérums thérapeutiques, injectés à des malades anémiques, donnent des résultats assez analogues, cliniquement, à ceux obtenus avec le sérum de CARNOT ;

6° Ces deux procédés thérapeutiques, et particulièrement le sérum de CARNOT, méritent d'être essayés dans les cas d'anémies rebelles aux procédés ordinaires ou dans lesquels la médication martiale semble insuffisante ou contreindiquée.

BIBLIOGRAPHIE

Andbé. — Les sérums hémolytiques. Injections de sérum
hémolytique dans les anémies (*Thèse de Lyon*, 1903-
1904, n° 62).

Arquembourg. — Comparaison des méthodes colorimé-
triques de Sahli et de Fleischl pour le dosage de
l'hémoglobine (*Echo Médical du Nord*, 21 juillet 1907).

Bielonovsky. — De l'action des différentes doses du
sérum hémolytique sur les éléments du sang
(*Thèse de Saint-Pétersbourg*, 1902).

Cantacuzène. — Variations quantitatives et qualitatives
des globules rouges, par les injections de sérum
hémolytique (*Ann. Inst. Past.*, p. 378, 1900).

P. Carnot et Mlle Cl. Deflandre. — De l'hyperglobulie
provoquée par le sérum d'animaux en période de
rénovation hématique. Communications du 27 août
et du 17 septembre 1906 à l'Académie des Sciences
(*Comptes-rendus de l'Académie des Sciences*, 1906).

P. Carnot. — Mécanisme de l'hyperglobulie provoquée
par le sérum d'animaux en rénovation sanguine.
(*Comptes-rendus de la Société de Biologie*, novembre 1906).

Castiglioni. — Action des sérums hémolytiques sur
l'appareil hématopoïétique (*Pub. Ital. Morgani*,
juillet et août 1906).

Courmont et Ch. André. — Injections de sérum hémolytique à des malades anémiques (*Journal de Physiologie et de Pathologie Générale*, page 90, 1904).

G. Hayem. — Du sang et de ses altérations anatomiques.

Kucharzewski. — Recherches expérimentales sur les modifications du sang après les injections de sérums thérapeutiques et de sérum normal de cheval (*Archives internationales de Pharmacodynamie*, 1904, XIII 1 et 2).

Lucatello. — Traitement de l'anémie essentielle par les anticorps ; 14me Congrès de la Société Italienne de Médecine Interne, Rome 24 au 27 octobre 1904 (*Semaine médicale*, 2 novembre 1904).

Metchnikoff et Besredka. — Recherches sur l'action de l'hémotoxine sur l'homme (*Ann. Inst. Past.* 1900, p. 402).

J. Minet et P. Sonneville. — Traitement de la chloroanémie dite essentielle par les injections sous-cutanées de sérum de lapins préalablement saigné (*Echo Médical du Nord*, 21 avril 1907.

Renon. — Anémie pernicieuse traitée par la Radiothérapie et le sérum antidiphtérique. Société Médicale des Hôpitaux, 9 mars 1906 (*Semaine Médicale*, 1906, page 128).

Roger et Josué. — Influence des injections sous-cutanées de sérum normal et thérapeutique sur la moelle osseuse (*Comptes-rendus de la Société de Biologie*, 1894).

TABLE DES MATIÈRES

Chapitre V

Chapitre VI

Chapitre VII

Chapitre VIII

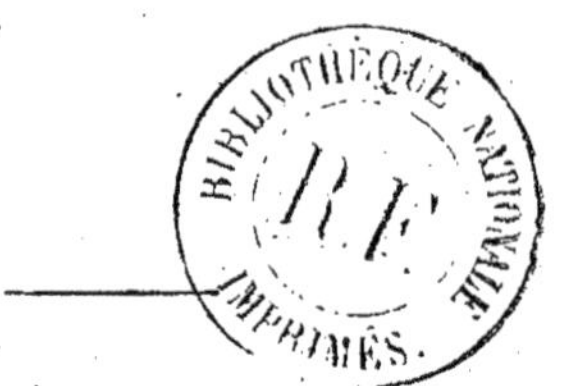

IMPRIMERIE LE BIGOT FRÈRES. — LILLE